hausgemachtes
MILCHFREIES
keto-
kochbuch

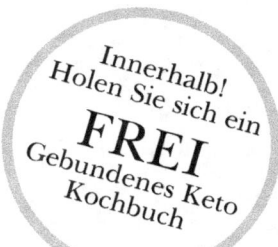

hausgemachtes
MILCHFREIES
keto-
kochbuch

Fettverbrennende & leckere Mahlzeiten, Shakes,
Schokolade, Eiscreme, Joghurt und Snacks

ELIZABETH JANE

Inhalt

Mittagessen (12)

Snacks, Beilagen und Soßen (20)

Abendessen (19)

Nachspeisen (18)

Getränke (12)

Einführung

Bei einer milchfreien ketogenen Diät hat man oft das Gefühl, dass einem der Spaß am Essen genommen wird. Tatsächlich sind bei einer milchfreien ketogenen Diät einige der köstlichen Leckereien aus Milch nicht mehr erlaubt, was mich dazu inspiriert hat, dieses Buch zu schreiben.

Ich wollte ein Kochbuch voller köstlicher und einfach zuzubereitender ketofreundlicher Desserts erstellen, die einen nicht aus der Ketose werfen. Ich wollte Desserts kreieren, die man genießen kann, ohne das Gefühl zu haben, dass man einen „Schummeltag" einlegt.

In diesem Buch finden Sie 101 köstliche milchfreie Keto-Rezepte für jede Mahlzeit, darunter Rezepte für Frühstück, Mittagessen, Abendessen, Snacks, Desserts und sogar Getränke!

Ich hoffe, dass dieses Buch zur milchfreien ketogenen Ernährung ein fester Bestandteil Ihrer Küche wird und dass es Ihnen ein wenig Freude bereitet, Milchprodukte zu ersetzen und ohne Schuldgefühle zu genießen.

Vergessen Sie nicht, sich aufgrund Ihres Kaufs Ihr zusätzliches, KOSTENLOSES, ketogenes Hardcover-Kochbuch zu sichern, für das ich unter KetoPublishing.com/flavor berühmt geworden bin - viel Spaß!

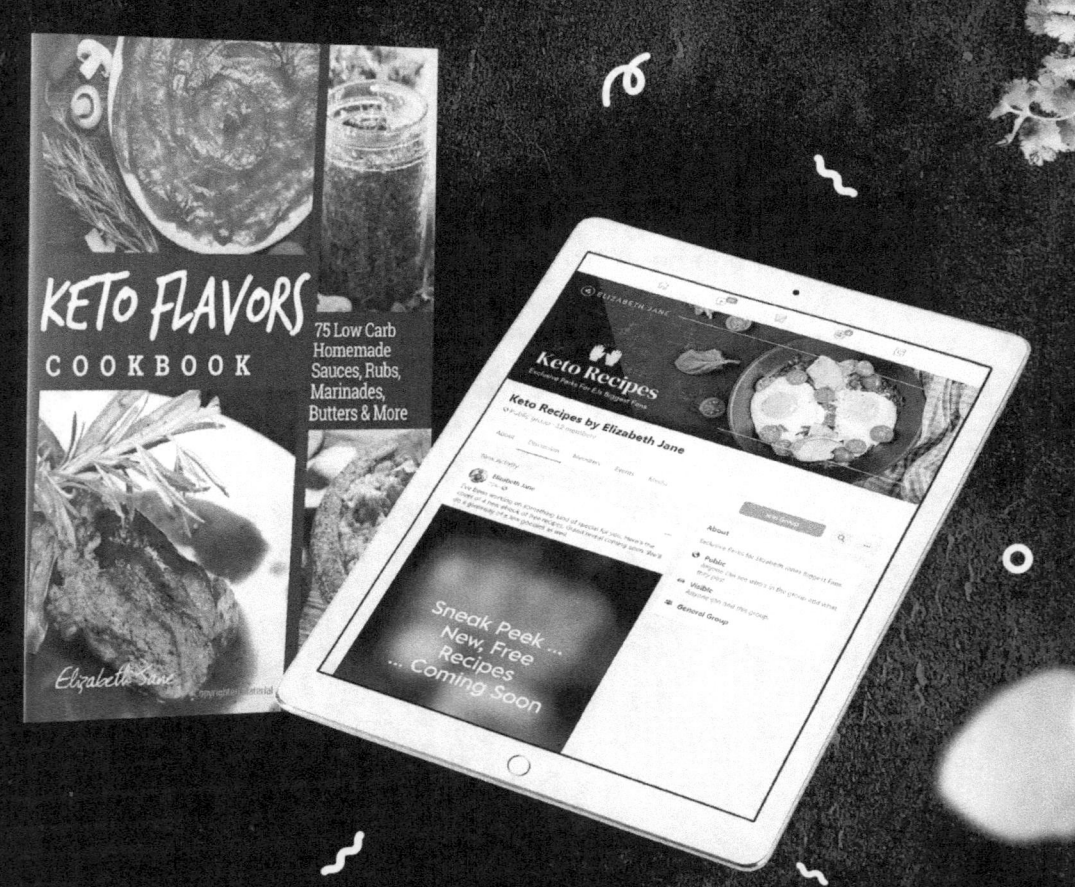
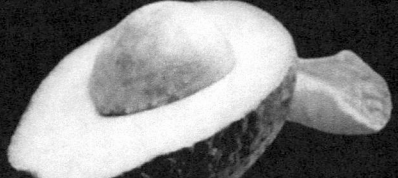

Wie dieses Buch funktioniert

Dieses Kochbuch enthält hilfreiche Kochtipps, damit Sie die bestmöglichen milchfreien Keto-Rezepte zubereiten können! Außerdem sind Serviervorschläge aufgeführt, damit Sie eine Vorstellung davon bekommen, wozu jedes dieser Gerichte gut passt. Sie werden auch feststellen, dass bei jedem Rezept ein Schwierigkeitsgrad und eine Kostenskala angegeben sind. Hier erfahren Sie, wie Sie diese beiden Skalen lesen können, um den Schwierigkeitsgrad und die Preisskala für jedes Rezept zu bestimmen.

Schwierigkeitsgrad:

1. Ein einfaches Rezept, das mit nur einer Handvoll Zutaten und in kurzer Zeit zubereitet werden kann.

2. Diese Rezepte sind etwas schwieriger und zeitaufwändiger, aber immer noch einfach genug, auch für Anfänger.

3. Ein fortgeschrittenes Rezept für den abenteuerlustigen Koch! Sie werden in diesem Buch nicht allzu viele Rezepte der Stufe 3 finden. Diese Rezepte sind ideal, wenn Sie etwas mehr Zeit in der Küche verbringen und etwas Außergewöhnliches zubereiten möchten.

Kosten:

$: Ein Alltagsrezept für den kleinen Geldbeutel.

$$: Ein mittelmäßiges Rezept zu einem moderaten Preis. Die meisten Rezepte, die Sie in diesem Buch finden, sind auf der Kostenskala im Bereich $$ angesiedelt.

$$$: Ein teureres Rezept, das sich gut für eine Familienfeier oder eine Party eignet. Diese Rezepte neigen dazu, teure Zutaten zu enthalten. Sie werden in diesem Buch nicht allzu viele Rezepte auf $$$-Niveau finden, aber es gibt einige, mit denen Sie Ihre Gäste beeindrucken können!

Frühstück

Avocado-Gemüse-Omelett

Vorbereitungszeit: 10 Minuten
Kochzeit: 3-5 Minuten
Portionen: 1
Schwierigkeitsgrad: 1
Kosten: $$

Zutaten:

- 2 Eier
- ½ Tasse Spinat, zerkleinert
- ½ Tomate, gewürfelt
- 1 Esslöffel rote Zwiebel, gewürfelt
- ½ Avocado, in Scheiben geschnitten
- ½ Tasse Rucola
- Kokosnuss- oder Avocado-Öl zum Servieren

Zubereitung:

1. Geben Sie zunächst die Eier in eine große Rührschüssel und verquirlen Sie sie gut.

2. Spinat, Tomate und Zwiebel hinzufügen und erneut verquirlen.

3. Erhitzen Sie eine mittelgroße Pfanne bei mittlerer Hitze mit dem Kokos- oder Avocado-Öl.

4. Die Eimischung in die Pfanne geben und etwa 3 Minuten braten. Die Hälfte des Omeletts umdrehen, um die andere Seite zu bedecken, und weitere 3-5 Minuten braten.

5. Mit in Scheiben geschnittener Avocado und Rucola servieren

6. Viel Spaß!

VORSCHLAG ZUM SERVIEREN

MIT ETWAS NÄHRHEFE FÜR ZUSÄTZLICHEN GESCHMACK UND PROTEIN SERVIEREN.

Nährwertangaben:
Kohlenhydrate: 12g
Ballaststoffe: 8g
Netto-Kohlenhydrate: 4g
Eiweiß: 14g
Fett: 29g
Kalorien: 346

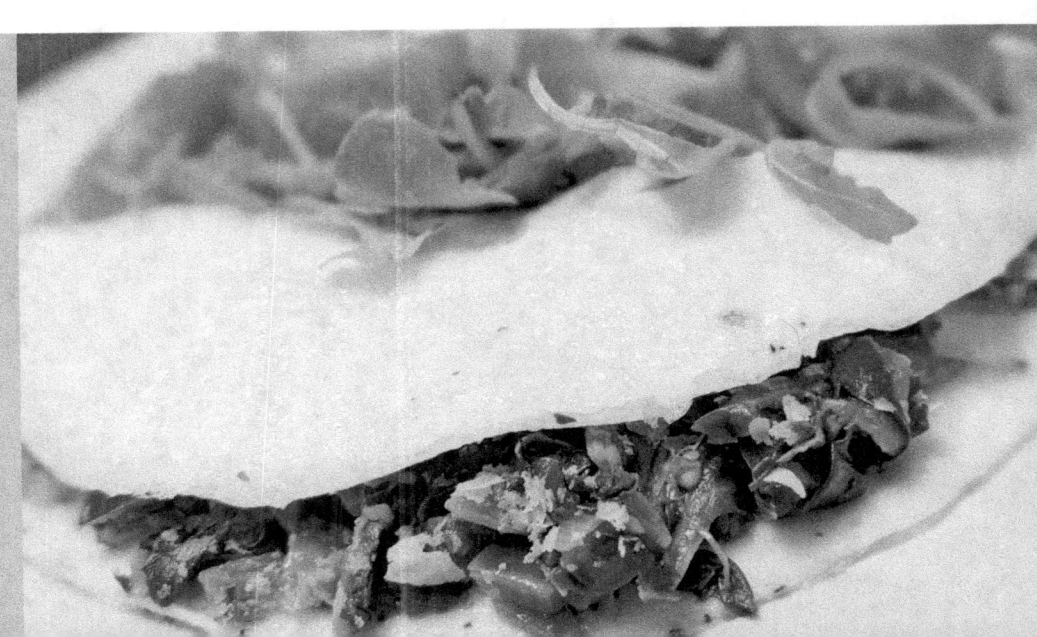

Eiermuffins mit Putenfleisch und Spinat

Vorbereitungszeit: 10 Minuten
Kochzeit: 15-20 Minuten
Portionen: 6
Schwierigkeitsgrad: 1
Kosten: $

Zutaten:

- 6 Eier
- ½ Tasse gekochtes Putenfleisch
- ½ Tasse Spinat, zerkleinert
- 1 Knoblauchzehe, gehackt
- ½ süße gelbe Zwiebel, gewürfelt
- ½ Teelöffel Meersalz
- ¼ Teelöffel schwarzer Pfeffer

Zubereitung:

VORSCHLAG ZUM SERVIEREN

MIT ETWAS NÄHRHEFE FÜR ZUSÄTZLICHEN GESCHMACK UND PROTEIN SERVIEREN.

1. Heizen Sie zunächst den Ofen auf 350 Grad vor und legen Sie ein Muffinblech mit 6 Muffinförmchen aus.

2. Die Eier in eine große Rührschüssel geben und gut verquirlen.

3. Die restlichen Zutaten hinzufügen und verquirlen.

4. Die Mischung in die Muffinförmchen füllen und 15-20 Minuten backen, bis sie fest sind.

5. Sofort genießen und Reste im Kühlschrank aufbewahren.

Nährwertangaben:
Kohlenhydrate: 2g
Ballaststoffe: 0g
Netto-Kohlenhydrate:
Eiweiß: 23g
Fett: 6g
Kalorien: 151

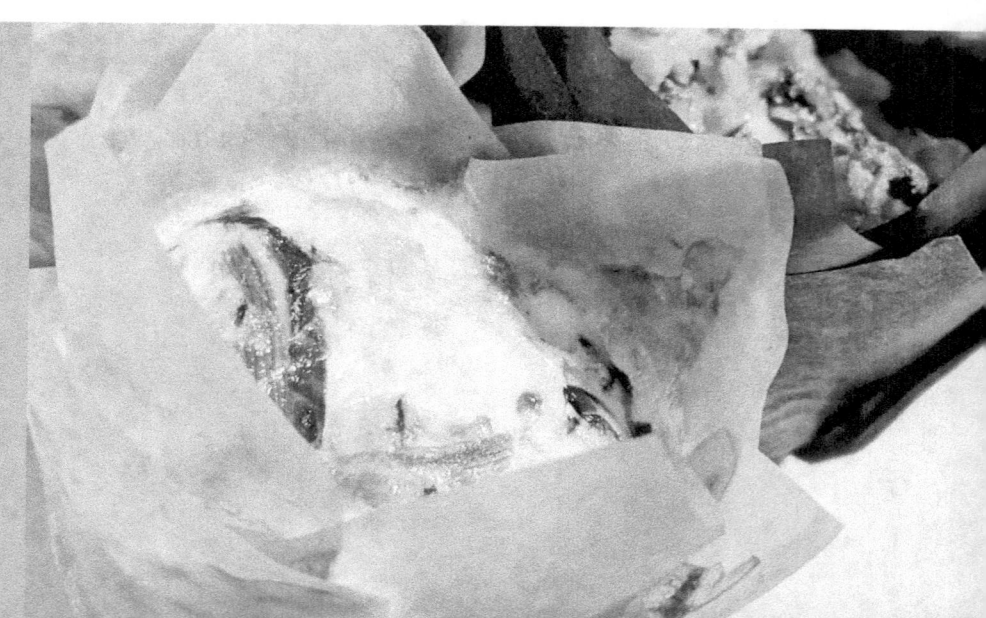

„Käsiges" Rührei

Vorbereitungszeit: 10 Minuten
Kochzeit: 5-10 Minuten
Portionen: 1
Schwierigkeitsgrad: 1
Kosten: $

VORSCHLAG ZUM SERVIEREN

NACH BELIEBEN MIT AVOCADO-SCHEIBEN SERVIEREN.

Zutaten:

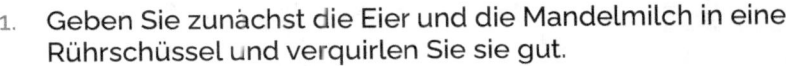

- 2 Eier
- 1 Spritzer ungesüßte Mandelmilch
- 2 Esslöffel Nährhefe
- 1 Teelöffel Knoblauchpulver
- ½ rote Paprikaschote, gewürfelt
- 1 Esslöffel frischer Koriander, gehackt
- 1 Prise Meersalz
- Kokosnuss- oder Avocado-Öl zum Kochen

Zubereitung:

1. Geben Sie zunächst die Eier und die Mandelmilch in eine Rührschüssel und verquirlen Sie sie gut.

2. Die restlichen Zutaten, abzüglich des Speiseöls, hinzufügen und erneut verquirlen.

3. Erhitzen Sie eine Pfanne bei mittlerer Hitze mit dem Öl Ihrer Wahl und geben Sie die Eimischung hinein.

4. Verrühren und sofort genießen.

Nährwertangaben:
Kohlenhydrate: 16g
Ballaststoffe: 6g
Netto-Kohlenhydrate: 10g
Eiweiß: 21g
Fett: 10g
Kalorien: 225

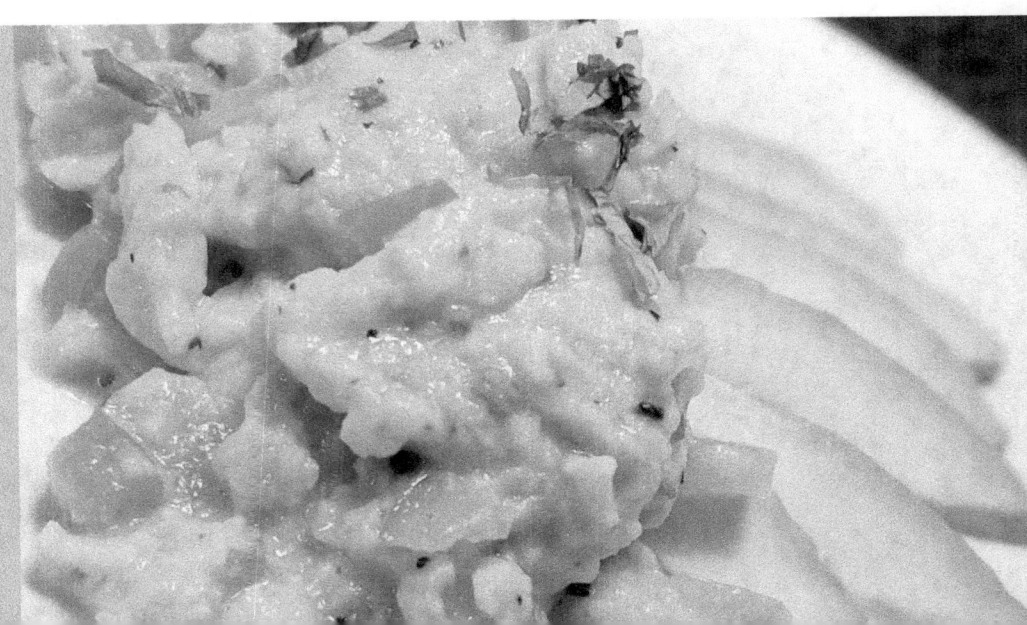

Gefüllte Avocado-Hälften

Vorbereitungszeit: 10 Minuten
Kochzeit: 0 Minuten
Portionen: 2
Schwierigkeitsgrad: 1
Kosten: $$

Zutaten:

- 2 Eier, weich gekocht oder nach Belieben gekocht
- 1 Avocado, halbiert und entkernt
- 2 Scheiben gekochter Speck, zerkrümelt
- 1 rote Paprika, gewürfelt

Zubereitung:

1. Kochen Sie zunächst die Eier nach Belieben und geben Sie je eines in die Avocado-Hälften.

2. Mit gekochtem Speck und gehackter roter Paprika belegen.

3. Viel Spaß!

VORSCHLAG ZUM SERVIEREN

NACH BELIEBEN MIT GEHACKTEM KORIANDER ODER PETERSILIE SERVIEREN.

Nährwertangaben:
Kohlenhydrate: 14g
Ballaststoffe: 8g
Netto-Kohlenhydrate: 6g
Eiweiß: 15g
Fett: 32g
Kalorien: 390

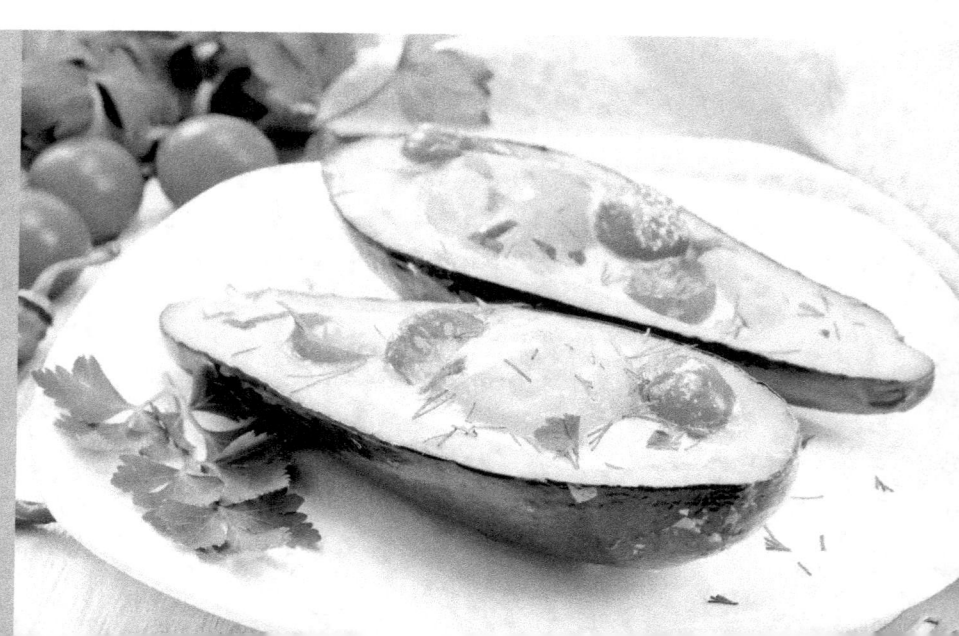

Molkereifreier Himbeer-Smoothie

Vorbereitungszeit: 5 Minuten
Kochzeit: 0 Minuten
Portionen: 2
Schwierigkeitsgrad: 1
Kosten: $

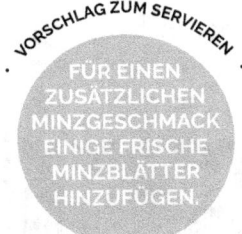

VORSCHLAG ZUM SERVIEREN

FÜR EINEN ZUSÄTZLICHEN MINZGESCHMACK EINIGE FRISCHE MINZBLÄTTER HINZUFÜGEN.

Zutaten:

- 1 Tasse ungesüßte Kokosnussmilch mit vollem Fettgehalt
- 1 Tasse gefrorene Himbeeren
- 1 Esslöffel Chiasamen
- 1 Messlöffel Kollagen-Proteinpulver (optional)

Zubereitung:

1. Alle Zutaten in einen Mixer geben und pürieren, bis sie glatt sind.

2. Sofort genießen!

Nährwertangaben:
Kohlenhydrate: 14g
Ballaststoffe: 7g
Netto-Kohlenhydrate: 7g
Eiweiß: 8g
Fett: 27g
Kalorien: 304

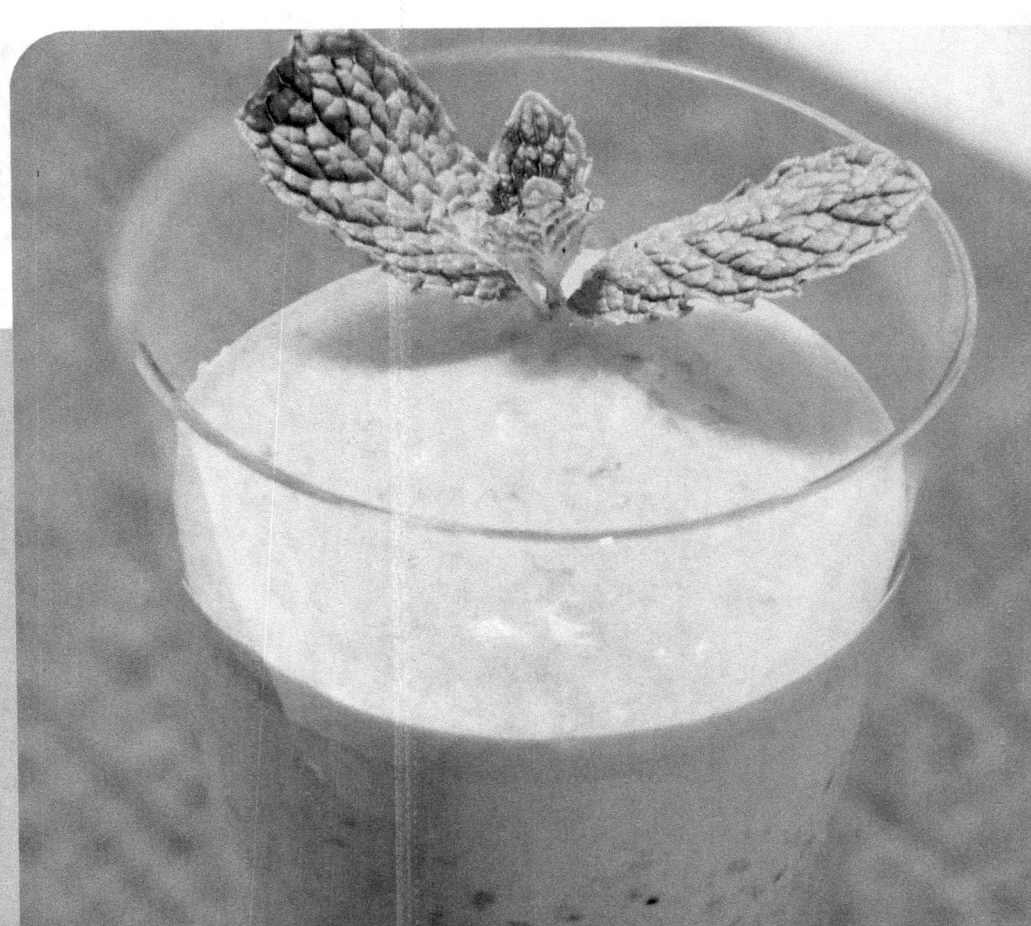

Orange-Kokosnuss-Smoothie

Vorbereitungszeit: 5 Minuten
Kochzeit: 0 Minuten
Portionen: 2
Schwierigkeitsgrad: 1
Kosten: $

Zutaten:

- 1 Tasse ungesüßte Kokosnussmilch mit vollem Fettgehalt
- 1 Orange, geschält und in Scheiben geschnitten
- 1 Esslöffel Leinsamen
- 1 Messlöffel Kollagen-Proteinpulver (optional)

Zubereitung:

1. Alle Zutaten in einen Mixer geben und pürieren, bis sie glatt sind.
2. Sofort genießen!

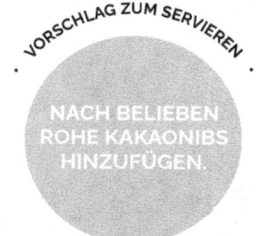

VORSCHLAG ZUM SERVIEREN

NACH BELIEBEN ROHE KAKAONIBS HINZUFÜGEN.

Nährwertangaben:
Kohlenhydrate: 19g
Ballaststoffe: 6g
Netto-Kohlenhydrate: 13g
Eiweiß: 8g
Fett: 30g
Kalorien: 352

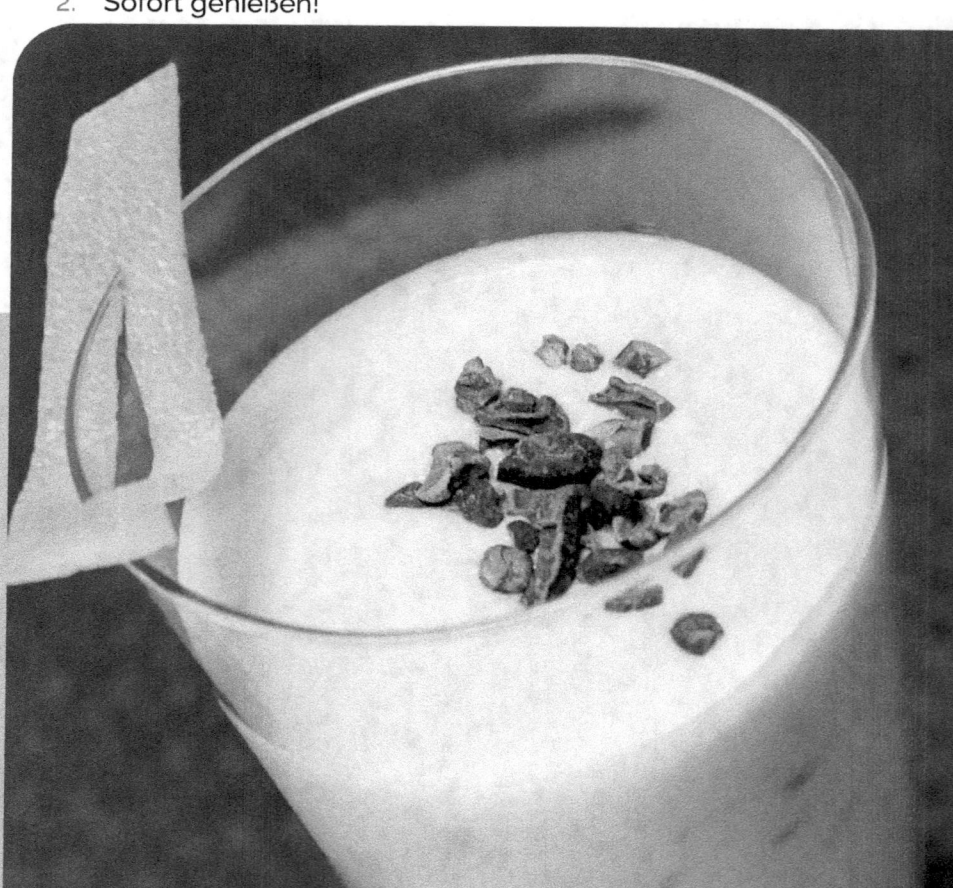

Himbeer-Milchfreie Joghurt-Frühstücksschüssel

Vorbereitungszeit: 10 Minuten
Kochzeit: 0 Minuten
Portionen: 1
Schwierigkeitsgrad: 1
Kosten: $

Zutaten:

- 1 Tasse ungesüßter Kokosnussmilchjoghurt
- 1 Esslöffel Chiasamen
- 1 Tasse Himbeeren

Zubereitung:

1. Den Kokosnussmilchjoghurt in ein Glasgefäß geben und die Chiasamen unterrühren.

2. Mit Himbeeren belegen.

3. Viel Spaß!

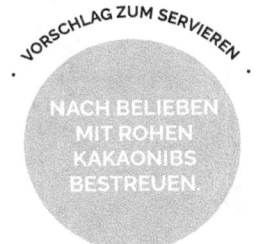

VORSCHLAG ZUM SERVIEREN

NACH BELIEBEN MIT ROHEN KAKAONIBS BESTREUEN.

Nährwertangaben:
Kohlenhydrate: 28g
Ballaststoffe: 18g
Netto-Kohlenhydrate: 10g
Eiweiß: 5g
Fett: 9g
Kalorien: 194

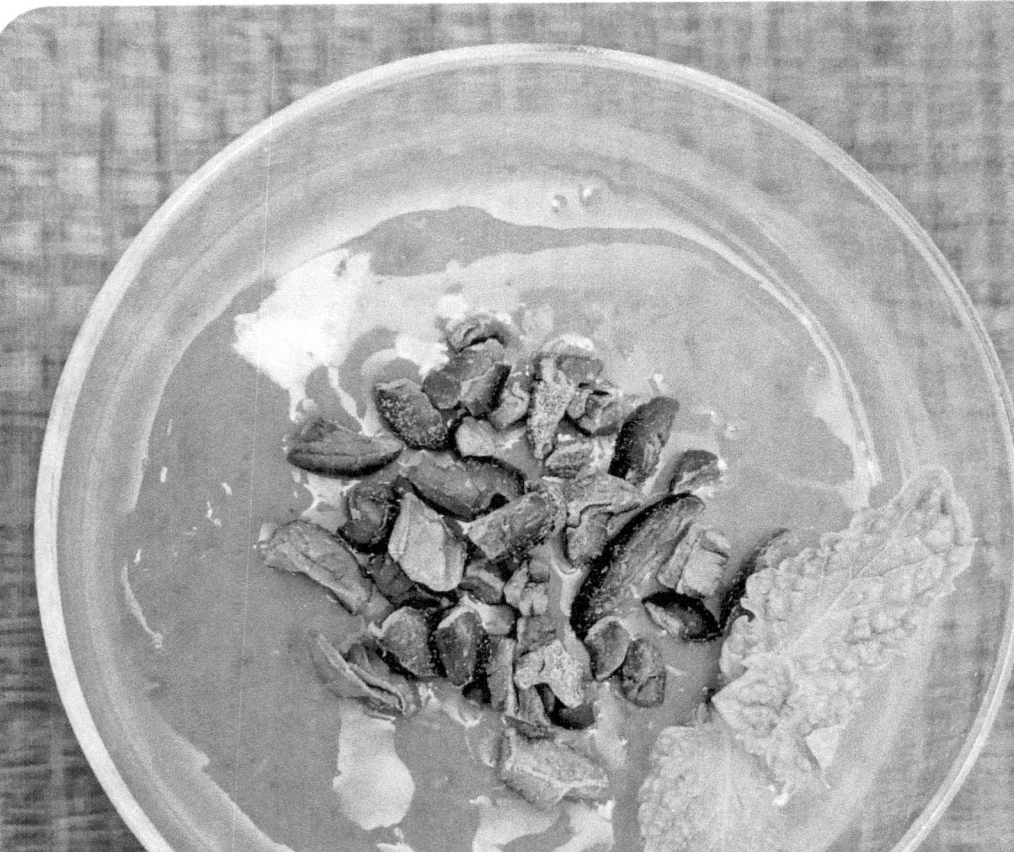

Erdbeer-Frühstücks-Smoothie-Schale

Vorbereitungszeit: 10 Minuten
Kochzeit: 0 Minuten
Portionen: 1
Schwierigkeitsgrad: 1
Kosten: $

VORSCHLAG ZUM SERVIEREN

NACH BELIEBEN MIT FRISCHEN BEEREN GARNIEREN.

Zutaten:

- 1 Tasse gefrorene Erdbeeren
- ¼ Tasse ungesüßte Kokosnussmilch (Vollfett)
- Zum Bestreuen: 1 Esslöffel Kürbiskerne, 1 Esslöffel Chiasamen, 1 Esslöffel Sesamkörner

Zubereitung:

1. Geben Sie zunächst die Erdbeeren und die Kokosmilch in einen Mixer und pürieren Sie sie, bis sie cremig sind.

2. In eine Servierschüssel geben und mit den Garnierungen belegen.

3. Viel Spaß!

Nährwertangaben:
Kohlenhydrate: 23g
Ballaststoffe: 10g
Netto-Kohlenhydrate: 13g
Eiweiß: 8g
Fett: 16g
Kalorien: 239

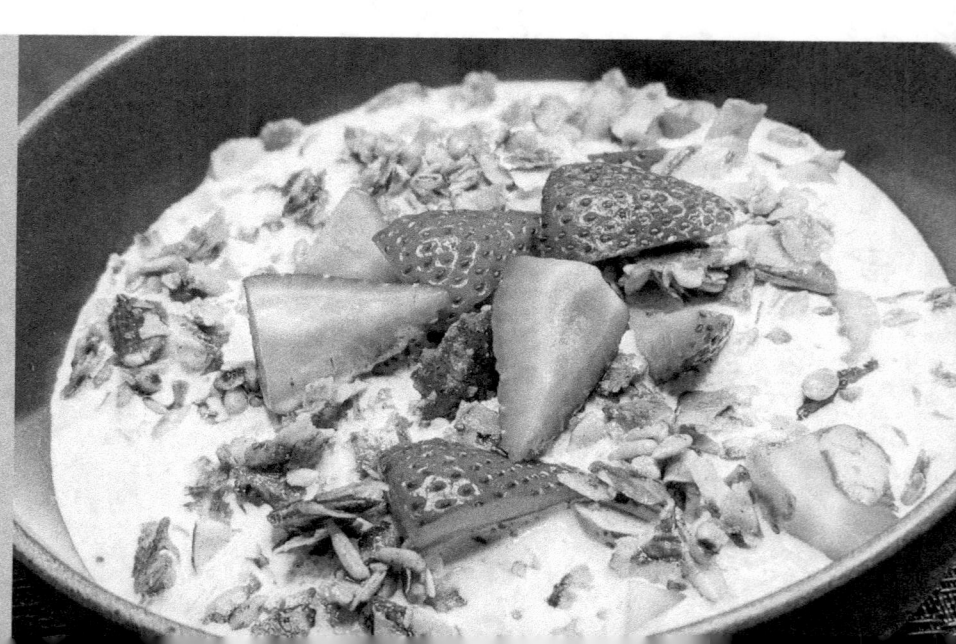

Molkereifreier Keto-Frühstückskaffee

Vorbereitungszeit: 5 Minuten
Kochzeit: 5 Minuten
Portionen: 1
Schwierigkeitsgrad: 1
Kosten: $

Zutaten:

- 1 Tasse gebrühter Kaffee
- ¼ Tasse ungesüßte Kokosnussmilch (Vollfett)
- 1 Teelöffel Kokosnussöl
- ½ Teelöffel gemahlener Zimt
- Null-Kohlenhydrat-Süßstoff der Wahl

Zubereitung:

1. Geben Sie den Kaffee zusammen mit der Kokosmilch, dem Kokosöl und dem Zimt in Ihre Lieblingstasse. Gut verquirlen.

2. Den Süßstoff Ihrer Wahl einrühren.

3. Viel Spaß!

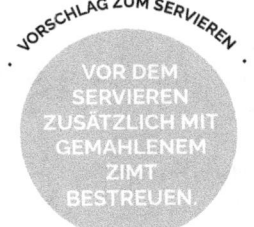

VORSCHLAG ZUM SERVIEREN

VOR DEM SERVIEREN ZUSÄTZLICH MIT GEMAHLENEM ZIMT BESTREUEN.

Nährwertangaben:
Kohlenhydrate 4g
Ballaststoffe 2g
Netto-Kohlenhydrate: 2g
Eiweiß: 2g
Fett: 19g
Kalorien: 182

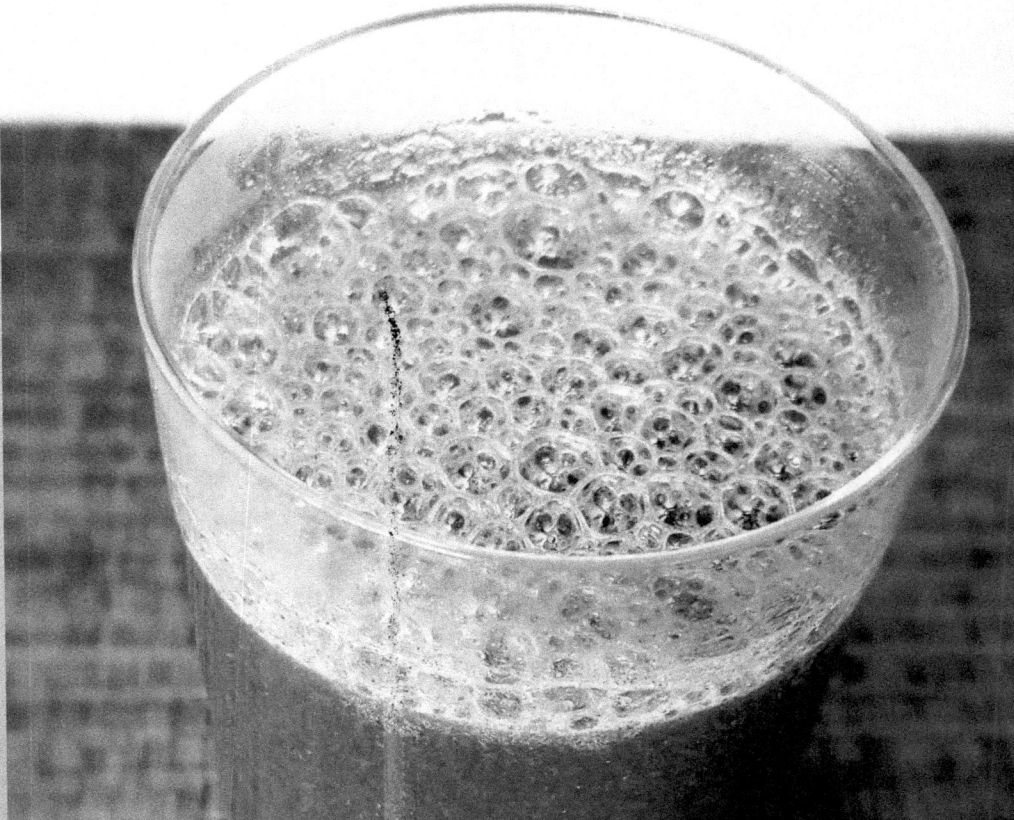

Matcha-Frühstück Mahlzeitenersatz

Vorbereitungszeit: 5 Minuten
Kochzeit: 2-5 Minuten
Portionen: 1
Schwierigkeitsgrad: 1
Kosten: $

Zutaten:

- ½ Tasse ungesüßte Kokosnussmilch mit vollem Fettgehalt
- ½ Tasse ungesüßte Mandelmilch
- ½ Teelöffel Matcha-Grünteepulver
- 1 Messlöffel Kollagenpeptide
- 1 Teelöffel Kokosnussöl
- 1 Teelöffel reiner Vanilleextrakt
- Null-Kohlenhydrat-Süßstoff der Wahl

VORSCHLAG ZUM SERVIEREN

NACH BELIEBEN MIT UNGESÜSSTER KOKOSNUSS-SCHLAGSAHNE IN VOLLFETT-QUALITÄT GARNIEREN.

Zubereitung:

1. Alle Zutaten in einen Suppentopf geben und bei niedriger Hitze mit einem Schneebesen erwärmen.

2. In Ihre Lieblingstasse füllen und sofort genießen.

Nährwertangaben:
Kohlenhydrate: 8g
Ballaststoffe: 4g
Netto-Kohlenhydrate: 4g
Eiweiß: 13g
Fett: 35g
Kalorien: 386

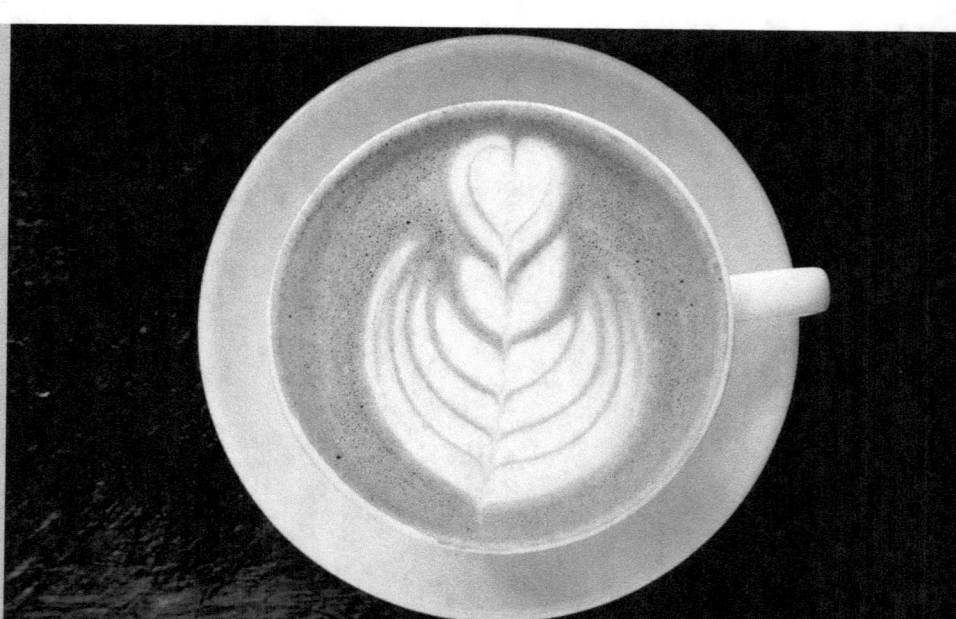

Grüner Minz–Frühstücks–Smoothie

Vorbereitungszeit: 5 Minuten
Kochzeit: 0 Minuten
Portionen: 1
Schwierigkeitsgrad: 1
Kosten: $$

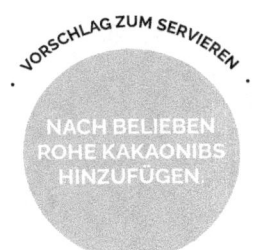

VORSCHLAG ZUM SERVIEREN

NACH BELIEBEN ROHE KAKAONIBS HINZUFÜGEN.

Zutaten:

- 1 Tasse ungesüßte Mandelmilch
- ½ Avocado, entkernt und in Scheiben geschnitten
- 1 Handvoll Spinat
- 1 Teelöffel reiner Vanilleextrakt
- ¼ Teelöffel reiner Pfefferminz-Extrakt
- 1 Messlöffel Kollagenpeptide

Zubereitung:

1. Alle Zutaten in einen Mixer geben und pürieren, bis sie glatt sind.

2. Viel Spaß!

Nährwertangaben:
Kohlenhydrate: 12g
Ballaststoffe: 8g
Netto-Kohlenhydrate: 4g
Eiweiß: 13g
Fett: 23g
Kalorien: 300

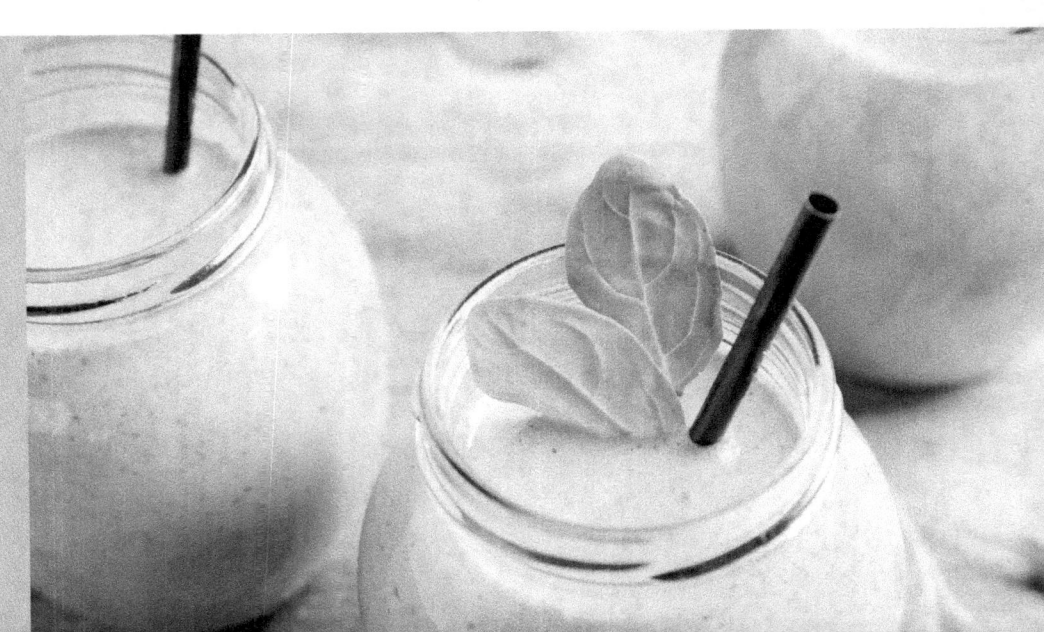

Avocado-Frühstückssandwich mit Speck und Eiern

Vorbereitungszeit: 15 Minuten
Kochzeit: 10 Minuten
Portionen: 2
Schwierigkeitsgrad: 1
Kosten: $$

· VORSCHLAG ZUM SERVIEREN ·

NACH BELIEBEN MIT EXTRA GEKOCHTEM SPECK SERVIEREN.

Zutaten:

- 1 Esslöffel Avocado-Öl, Mayo
- 2 Scheiben Kopfsalat
- 1 Scheibe Tomate
- 1 reife Avocado, entkernt und halbiert
- 1 Ei, gebraten
- 2 Scheiben gekochter Speck
- 1 Teelöffel schwarze Sesamsamen
- Meersalz nach Belieben

Zubereitung:

1. Zunächst eine Avocado-Hälfte mit der Mayo bestreichen und mit Salat, Tomate, Ei und gekochtem Speck belegen, dann die andere Avocado-Hälfte darüber geben.

2. Mit Meersalz würzen und mit schwarzem Sesam bestreuen.

Nährwertangaben:
Kohlenhydrate: 12g
Ballaststoffe: 7g
Netto-Kohlenhydrate: 5g
Eiweiß: 12g
Fett: 33g
Kalorien: 380

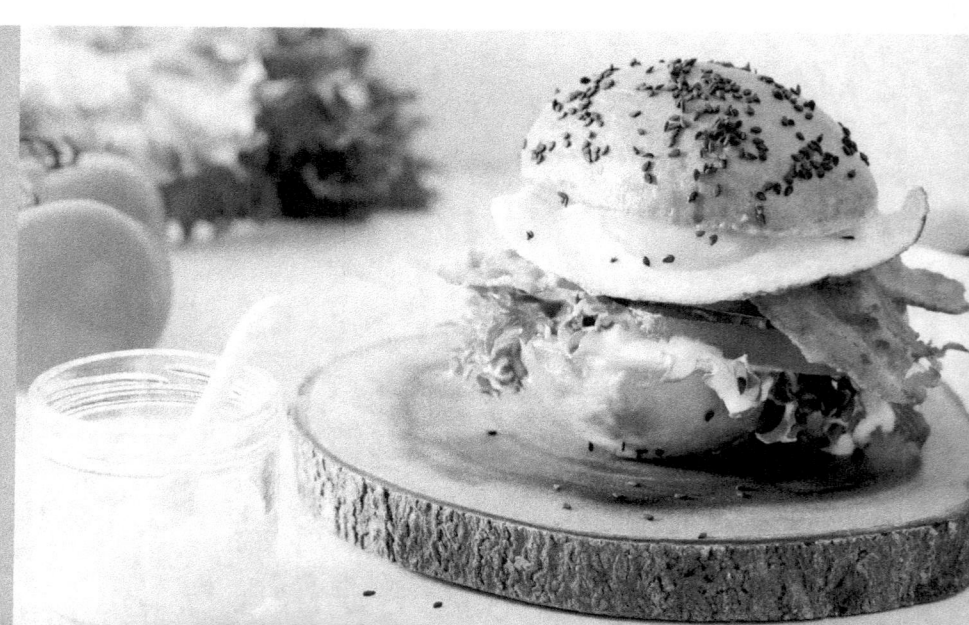

Avocado im Speckmantel

Vorbereitungszeit: 15 Minuten
Kochzeit: 10-12 Minuten
Portionen: 4
Schwierigkeitsgrad: 1
Kosten: $$

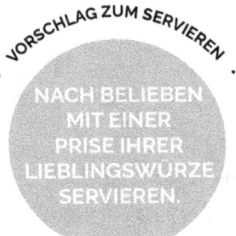

VORSCHLAG ZUM SERVIEREN

NACH BELIEBEN MIT EINER PRISE IHRER LIEBLINGSWÜRZE SERVIEREN.

Zutaten:

- 2 reife Avocados entsteint und in 16 Scheiben geschnitten
- 8 Scheiben Speck, halbiert

Zubereitung:

1. Heizen Sie zunächst den Ofen auf 425 Grad vor und legen Sie ein Backblech mit Pergamentpapier aus.

2. Jede Avocado-Scheibe mit Speck umwickeln und auf das mit Pergamentpapier ausgelegte Backblech legen.

3. 10-12 Minuten backen oder bis der Speck knusprig ist.

4. Viel Spaß!

Nährwertangaben:
Kohlenhydrate: 9g
Ballaststoffe: 7g
Netto-Kohlenhydrate: 2g
Eiweiß: 16g
Fett: 36g
Kalorien: 411

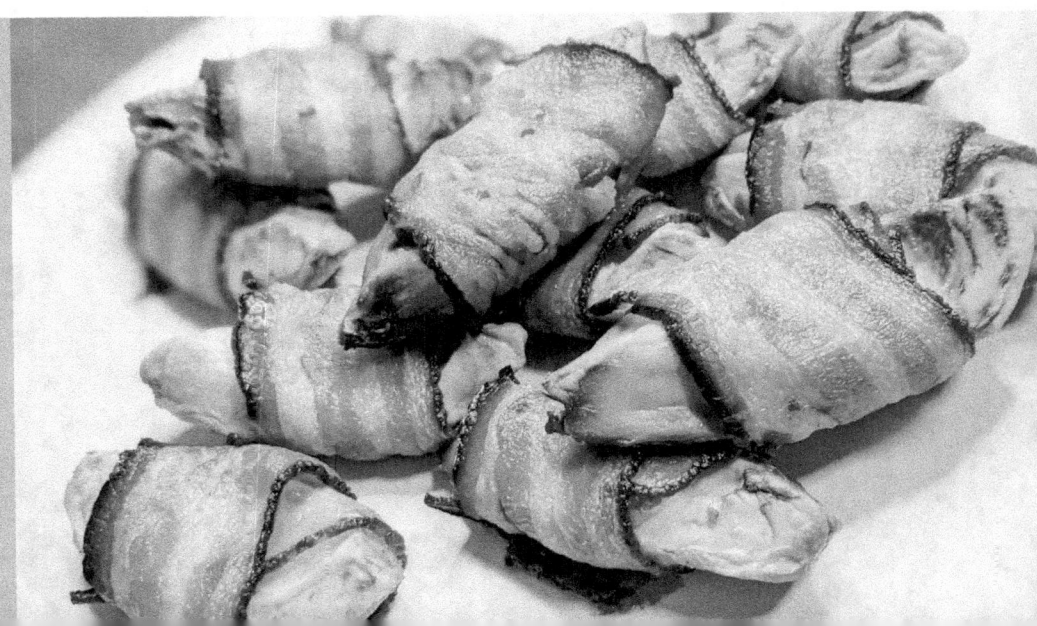

Mixer-Mandelmehl-Kokosnuss-Pfannkuchen

Vorbereitungszeit: 10 Minuten
Kochzeit: 4-8 Minuten
Portionen: 4
Schwierigkeitsgrad: 1
Kosten: $$

Zutaten:

- 1 Tasse Mandelmehl
- 1 Teelöffel Backpulver
- ¼ Tasse ungesüßte Mandelmilch
- 2 Eier
- 1 Esslöffel Kokosnussöl, geschmolzen
- 1 Teelöffel reiner Vanilleextrakt
- 1 Esslöffel geschredderte, ungesüßte Kokosnuss
- Extra Kokosnussöl zum Kochen

VORSCHLAG ZUM SERVIEREN

NACH BELIEBEN MIT KETO-AHORNSIRUP UND FRISCHEN BLAUBEEREN SERVIEREN.

Zubereitung:

1. Alle Zutaten ohne die Kokosraspeln in einen Mixer geben und glatt pürieren.

2. Kokosöl in eine Pfanne bei niedriger bis mittlerer Hitze geben und etwa ¼ Tasse des Teigs in die Pfanne gießen. Etwa 2-4 Minuten auf jeder Seite braten.

3. Mit einer Prise Kokosraspeln genießen.

Nährwertangaben:
Kohlenhydrate: 3g
Ballaststoffe: 1g
Netto-Kohlenhydrate: 2g
Eiweiß: 4g
Fett: 10g
Kalorien: 112

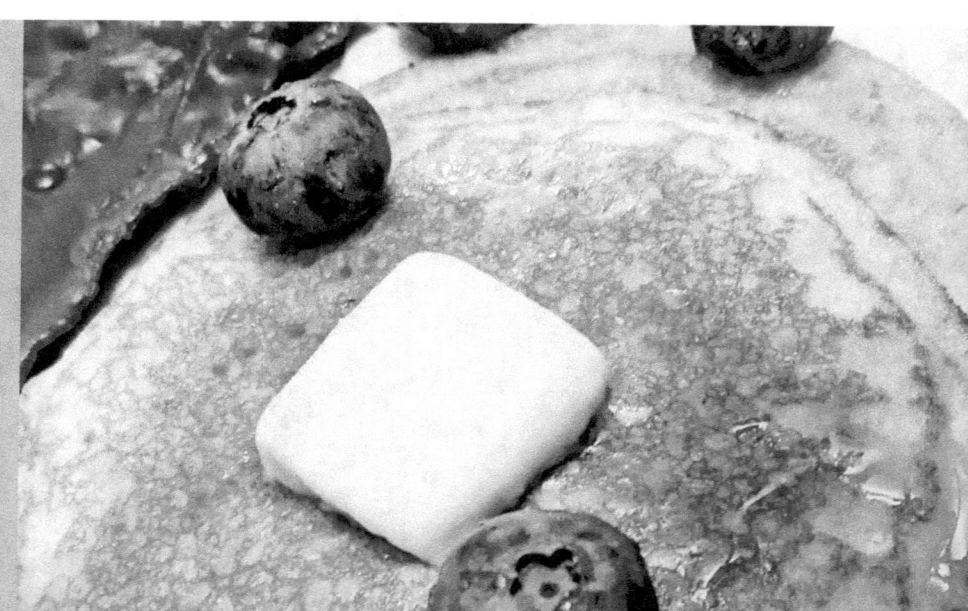

Vanille-Zimt-Pfannkuchen

Vorbereitungszeit: 10 Minuten
Kochzeit: 4-8 Minuten
Portionen: 4
Schwierigkeitsgrad: 1
Kosten: $$

Zutaten:

- 1 Tasse Mandelmehl
- 1 Teelöffel Backpulver
- ¼ Tasse ungesüßte Mandelmilch
- 2 Eier
- 1 Esslöffel Kokosnussöl, geschmolzen
- 2 Teelöffel reiner Vanilleextrakt
- 1 Teelöffel gemahlener Zimt
- Extra Kokosnussöl zum Kochen

Zubereitung:

1. Alle Zutaten in einen Mixer geben und pürieren, bis sie glatt sind.

2. Kokosöl in eine Pfanne bei niedriger bis mittlerer Hitze geben und etwa ¼ Tasse des Teigs in die Pfanne gießen. Etwa 2-4 Minuten auf jeder Seite braten.

3. Viel Spaß!

VORSCHLAG ZUM SERVIEREN

MIT KETO-AHORNSIRUP UND EINEM KLECKS MANDELBUTTER SERVIEREN, FALLS GEWÜNSCHT.

Nährwertangaben:
Kohlenhydrate: 3g
Ballaststoffe: 1g
Netto-Kohlenhydrate: 2g
Eiweiß: 4g
Fett: 9g
Kalorien: 112

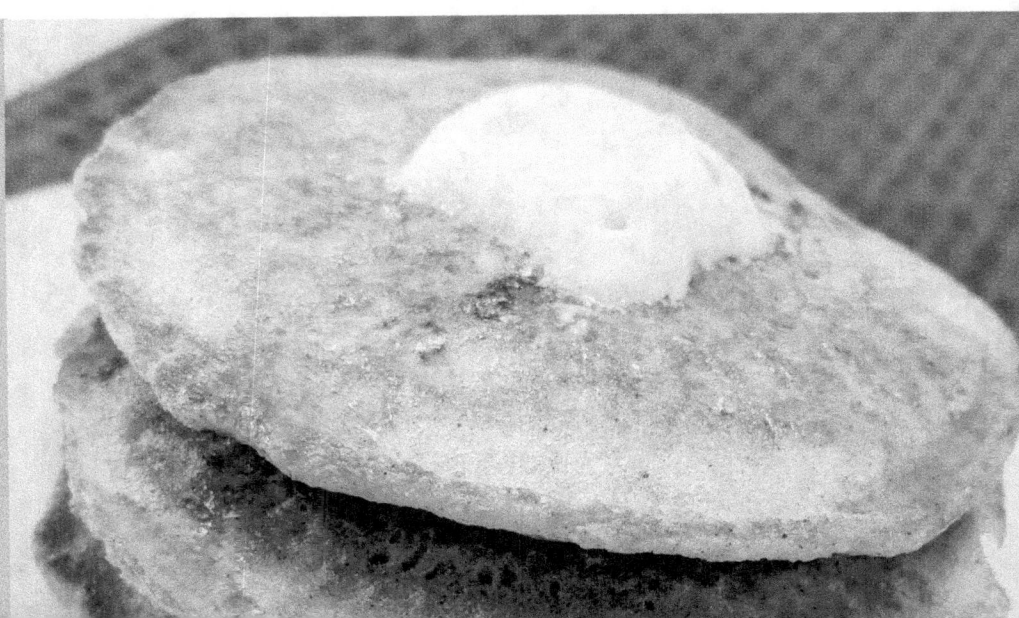

Schokoladen-Himbeer-Frühstückspudding

Vorbereitungszeit:
10 Minuten + Kühlzeit
Kochzeit: 0 Minuten
Portionen: 3
Schwierigkeitsgrad: 1
Kosten: $$

VORSCHLAG ZUM SERVIEREN

NACH BELIEBEN MIT GERASPELTER, UNGESÜSSTER KOKOSNUSS SERVIEREN.

Zutaten:

- 1 Tasse ungesüßte Mandelmilch
- ¼ Tasse Chiasamen
- 2 Esslöffel ungesüßtes Kakaopulver
- 1 Teelöffel reiner Vanilleextrakt
- 1 Esslöffel Erythrit
- ½ Tasse frische Himbeeren

Zubereitung:

1. Geben Sie zunächst Mandelmilch, Chiasamen, Kakaopulver, Vanille und Erythrit in einen Mixer und pürieren Sie die Zutaten, bis sie glatt sind.

2. In Einmachgläser füllen und über Nacht in den Kühlschrank stellen.

3. Vor dem Verzehr mit frischen Himbeeren garnieren.

4. Viel Spaß!

Nährwertangaben:
Kohlenhydrate: 24g
Ballaststoffe: 14g
Netto-Kohlenhydrate: 10g
Eiweiß: 7g
Fett: 10g
Kalorien: 155

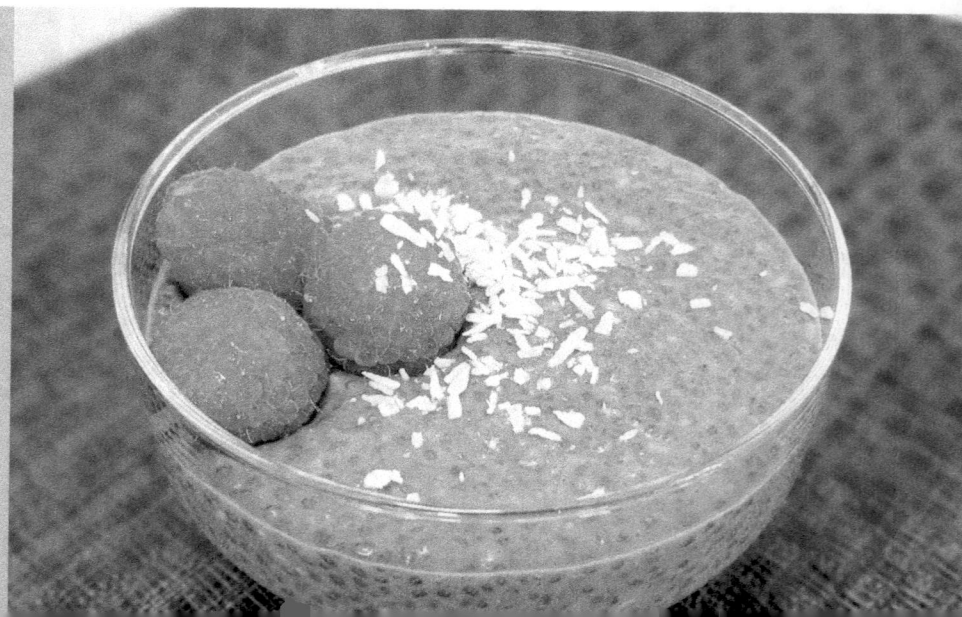

Superfood Blaubeer-Frühstücksshake

Vorbereitungszeit: 5 Minuten
Kochzeit: 0 Minuten
Portionen: 2
Schwierigkeitsgrad: 1
Kosten: $$

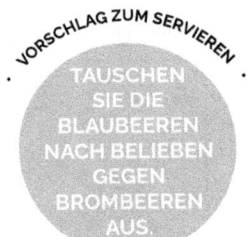

VORSCHLAG ZUM SERVIEREN

TAUSCHEN SIE DIE BLAUBEEREN NACH BELIEBEN GEGEN BROMBEEREN AUS.

Zutaten:

- 1 Tasse ungesüßte Mandelmilch
- ½ Tasse gefrorene Heidelbeeren
- 1 Tasse Spinat
- 1 Tasse Grünkohl
- 1 Esslöffel Chiasamen
- 1 Esslöffel Kokosnussbutter
- 1 Teelöffel reiner Vanilleextrakt

Zubereitung:

1. Alle Zutaten in einen Mixer geben und pürieren, bis sie glatt sind.

2. Sofort genießen!

Nährwertangaben:
Kohlenhydrate: 18g
Ballaststoffe: 8g
Netto-Kohlenhydrate: 10g
Eiweiß: 5g
Fett: 13g
Kalorien: 195

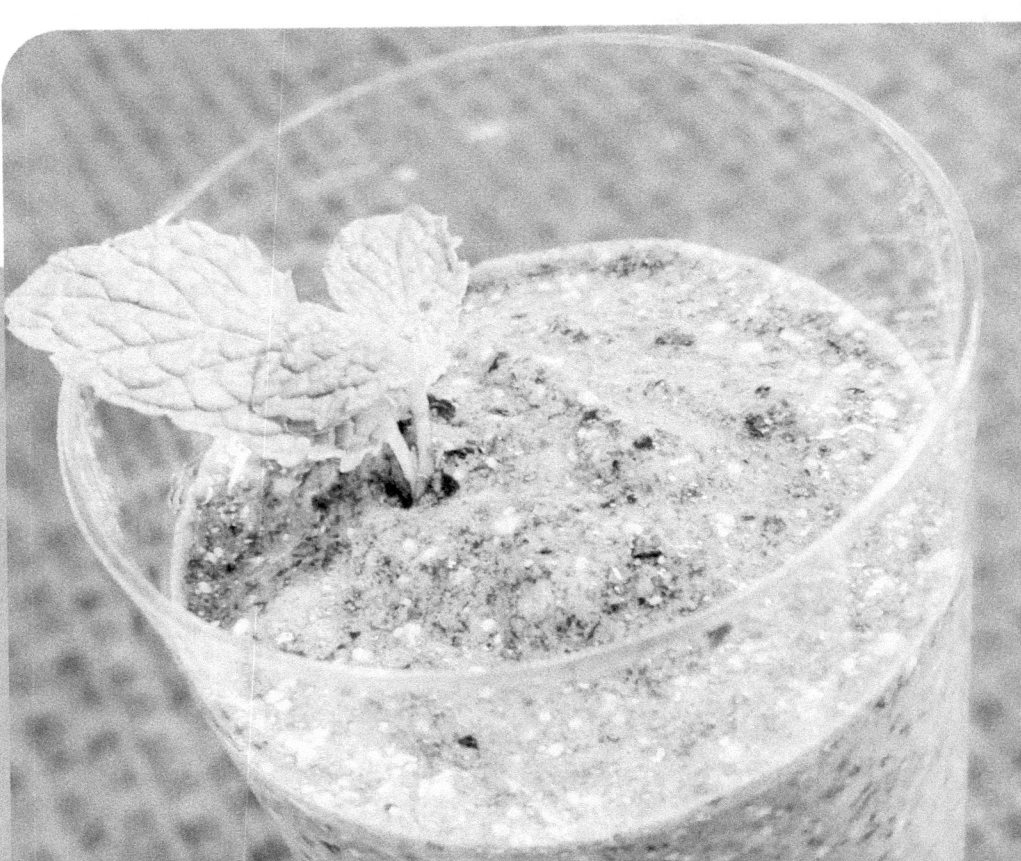

Vanille-Kokosnuss-Protein-Joghurt

Vorbereitungszeit: 5 Minuten
Kochzeit: 0 Minuten
Portionen: 1
Schwierigkeitsgrad: 1
Kosten: $$

Zutaten:

- 1 Tasse ungesüßter Kokosnussmilchjoghurt
- 5 Tropfen flüssiges Vanille-Stevia (oder 1 Portion nach Packungsanweisung)
- 1 Messlöffel Kollagenpeptide
- 1 Teelöffel reiner Vanilleextrakt

Zubereitung:

1. Alle Zutaten in eine Rührschüssel geben und gut umrühren, damit sie sich verbinden.

2. Sofort genießen!

VORSCHLAG ZUM SERVIEREN

NACH BELIEBEN MIT BLAUBEEREN, ROHEN KAKAONIBS UND UNGESÜSSTEN KOKOSRASPELN GARNIEREN.

Nährwertangaben:
Kohlenhydrate: 7g
Ballaststoffe: 4g
Netto-Kohlenhydrate: 3g
Eiweiß: 9g
Fett: 4g
Kalorien: 98

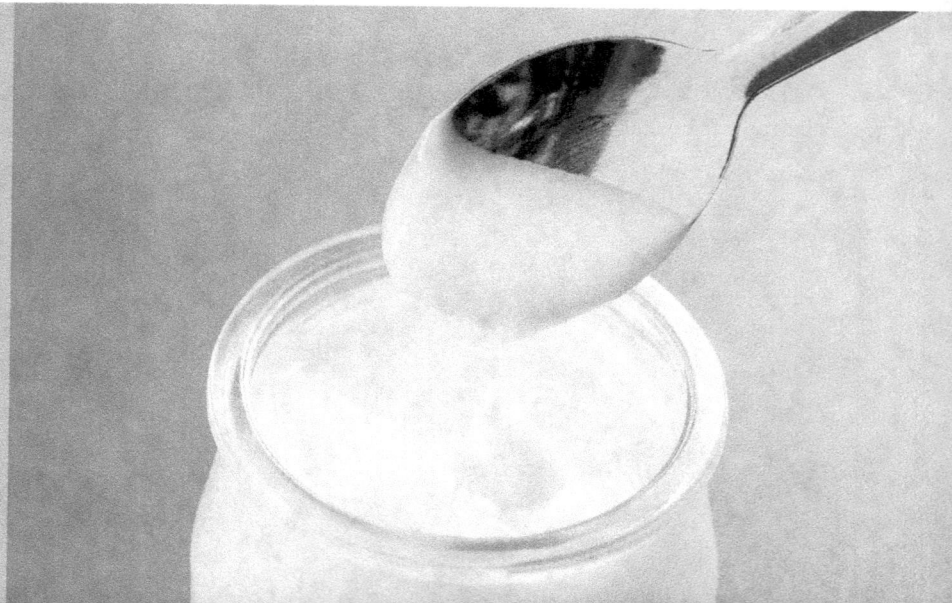

Schokoladen-Frühstücks-Fettbomben

Vorbereitungszeit:
15 Minuten + Kühlzeit
Kochzeit: 0 Minuten
Portionen: 10
(1 Fettbombe pro Portion)
Schwierigkeitsgrad: 1
Kosten: $$

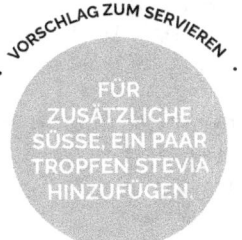

VORSCHLAG ZUM SERVIEREN

FÜR ZUSÄTZLICHE SÜSSE, EIN PAAR TROPFEN STEVIA HINZUFÜGEN.

Zutaten:

- 1 Tasse rohe Cashews
- 1 Esslöffel geschredderte, ungesüßte Kokosnuss
- ¼ Tasse ungesüßtes Kakaopulver
- 1 Tasse Mandelbutter
- 1 Teelöffel reiner Vanilleextrakt
- ½ Teelöffel Meersalz
- Wasser nach Bedarf

Zubereitung:

1. Geben Sie zunächst die Cashews, die Kokosraspeln und das Kakaopulver in einen Hochleistungsmixer oder eine Küchenmaschine und mixen Sie 20 Sekunden lang.

2. Die restlichen Zutaten und zwei Esslöffel Wasser zu Beginn hinzufügen. So lange mixen, bis sich die Mischung zusammenfügt, dabei nach Bedarf mehr Wasser hinzufügen.

3. In eine Schüssel geben und 20 Minuten im Kühlschrank ruhen lassen, bevor sie in mundgerechte Stücke gerollt wird.

4. Bis zum Verzehr im Kühlschrank aufbewahren.

Kohlenhydrate: 14g
Ballaststoffe: 4g
Netto-Kohlenhydrate: 10g
Eiweiß: 8g
Fett: 23g
Kalorien: 260

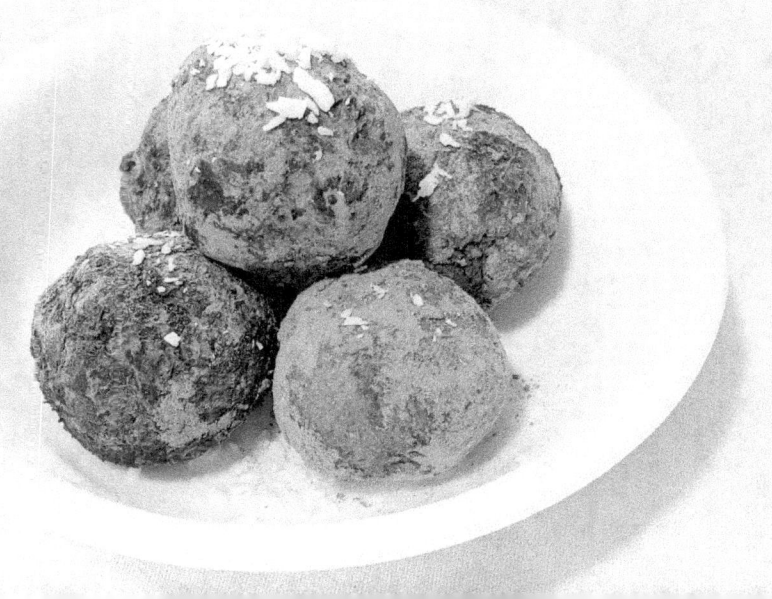

Dekadente Kokosnuss-Schokoladen-Frühstücks-Energie-Bites

Vorbereitungszeit:
15 Minuten + Kühlzeit
Kochzeit: 0 Minuten
Portionen: 12
(1 Fettbombe pro Portion)
Schwierigkeitsgrad: 1
Kosten: $$

VORSCHLAG ZUM SERVIEREN

FÜR ZUSÄTZLICHE SÜSSE, EIN PAAR TROPFEN STEVIA HINZUFÜGEN.

Zutaten:

- 1 Tasse rohe Cashews
- 1 Tasse Kokosnussbutter
- ¼ Tasse ungesüßtes Kakaopulver + extra zum Bestäuben
- 1 Teelöffel reiner Vanilleextrakt
- ½ Teelöffel Meersalz
- Wasser nach Bedarf

Zubereitung:

1. Geben Sie zunächst die Cashews und das Kakaopulver in einen Hochleistungsmixer oder eine Küchenmaschine und mixen Sie 20 Sekunden lang.

2. Die restlichen Zutaten (ohne das zusätzliche Kakaopulver) zusammen mit zwei Esslöffeln Wasser hinzugeben, um zu beginnen. Pürieren, bis die Mischung zusammenkommt, und bei Bedarf mehr Wasser hinzufügen.

3. In eine Schüssel geben und 20 Minuten in den Kühlschrank stellen, dann in mundgerechte Stücke rollen und in dem zusätzlichen Kakaopulver wälzen.

4. Bis zum Verzehr im Kühlschrank aufbewahren.

Nährwertangaben:
Kohlenhydrate: 16g
Ballaststoffe: 9g
Netto-Kohlenhydrate: 7g
Eiweiß: 6g
Fett: 31g
Kalorien: 331

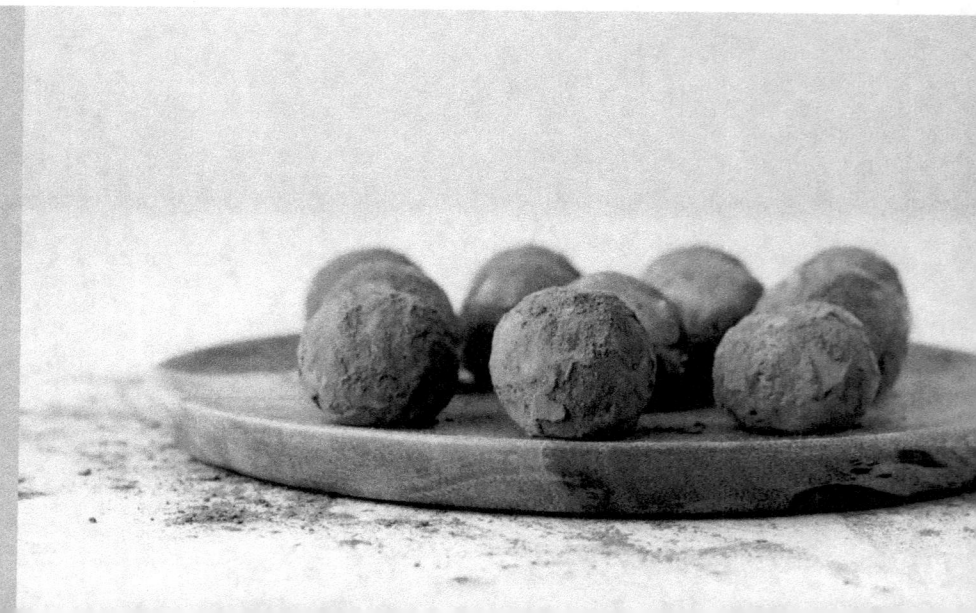

Mittagessen

Cremige Karottensuppe

Vorbereitungszeit: 10 Minuten
Kochzeit: 25 Minuten
Portionen: 4
Schwierigkeitsgrad: 1
Kosten: $$

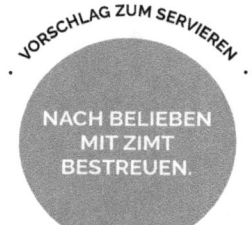

VORSCHLAG ZUM SERVIEREN

NACH BELIEBEN MIT ZIMT BESTREUEN.

Zutaten:

- 6 geschälte, gewaschene und in Stücke geschnittene Möhren
- 1 süße gelbe Zwiebel, gewürfelt
- 2 Knoblauchzehen, gehackt
- 5 Tassen Gemüsebrühe
- 1 Tasse ungesüßte
- Kokosnussmilch mit vollem Fettgehalt
- Meersalz und Pfeffer nach Geschmack
- Kokosnussöl zum Kochen

Zubereitung:

1. Erhitzen Sie zunächst einen großen Suppentopf bei mittlerer Hitze mit Kokosöl und geben Sie die Karotten, die Zwiebel und den Knoblauch hinzu. Etwa 5 Minuten lang anbraten.

2. Die Gemüsebrühe hinzufügen und zum Kochen bringen. Die Hitze auf ein Köcheln reduzieren und etwa 20 Minuten kochen lassen.

3. Vom Herd nehmen und die Kokosmilch sowie Salz und Pfeffer hinzufügen. Mit einem Stabmixer oder einem Pürierstab pürieren, bis alles glatt ist.

4. In eine Servierschüssel füllen und genießen!

Nährwertangaben:
Kohlenhydrate: 14g
Ballaststoffe: 3g
Netto-Kohlenhydrate: 11g
Eiweiß: 8g
Fett: 5g
Kalorien: 129

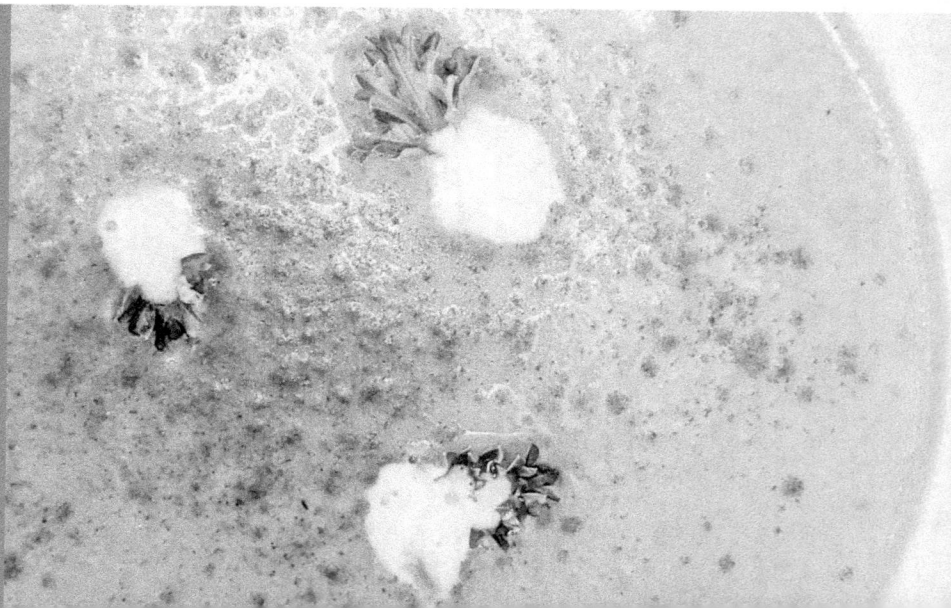

Kokosnuss-Brokkoli-Cremesuppe

Vorbereitungszeit: 10 Minuten
Kochzeit: 25 Minuten
Portionen: 4
Schwierigkeitsgrad: 1
Kosten: $$

VORSCHLAG ZUM SERVIEREN

WENN GEWÜNSCHT, VOR DEM SERVIEREN EINEN ZUSÄTZLICHEN SCHUSS KOKOSMILCH HINZUFÜGEN.

Zutaten:

- 2 Tassen Brokkoli-Röschen
- 1 süße gelbe Zwiebel, gewürfelt
- 2 Knoblauchzehen, gehackt
- 5 Tassen Hühnerbrühe
- 1 Tasse ungesüßte Kokosnussmilch mit vollem Fettgehalt
- Meersalz und Pfeffer nach Belieben
- Kokosnussöl zum Kochen

Zubereitung:

1. Zunächst einen großen Suppentopf mit Kokosöl bei mittlerer Hitze erhitzen und die Brokkoli-Röschen, die Zwiebel und den Knoblauch hinzufügen. Etwa 5 Minuten lang anbraten.

2. Die Hühnerbrühe hinzufügen und zum Kochen bringen. Die Hitze auf ein Köcheln reduzieren und etwa 20 Minuten kochen lassen.

3. Vom Herd nehmen und die Kokosmilch sowie Salz und Pfeffer hinzufügen. Mit einem Stabmixer oder einem Pürierstab pürieren, bis alles glatt ist.

4. In eine Servierschüssel füllen und genießen!

Nährwertangaben:
Kohlenhydrate: 8g
Ballaststoffe: 2g
Netto-Kohlenhydrate: 6g
Eiweiß: 8g
Fett: 5g
Kalorien: 107

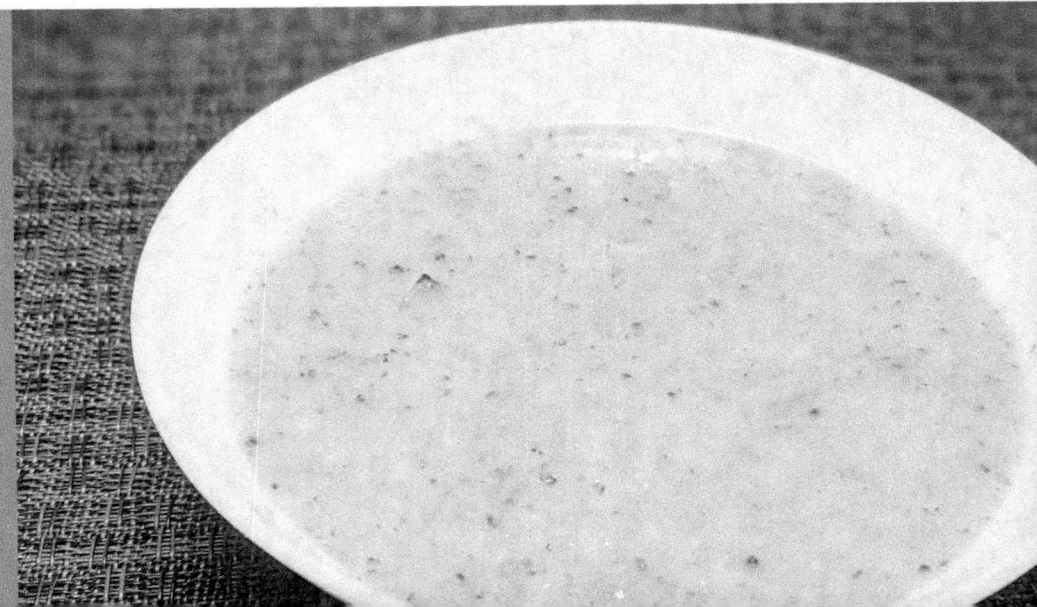

Gebratene Knoblauch-& Brokkoli-Suppe

Vorbereitungszeit: 10 Minuten
Kochzeit: 25 Minuten
Portionen: 4
Schwierigkeitsgrad: 1
Kosten: $$

Zutaten:

- 2 Tassen Brokkoli-Röschen
- 1 süße gelbe Zwiebel, gewürfelt
- 1 Knoblauchzehe, geröstet
- 5 Tassen Hühnerbrühe
- 1 Tasse ungesüßte Kokosnussmilch mit vollem Fettgehalt
- 1 Lorbeerblatt
- Meersalz und Pfeffer nach Geschmack
- Kokosnussöl zum Kochen

VORSCHLAG ZUM SERVIEREN

NACH BELIEBEN EINEN ZUSÄTZLICHEN SPRITZER KOKOSMILCH, ETWAS CAYENNEPFEFFER UND SCHWARZEN SESAM HINZUFÜGEN.

Zubereitung:

1. Zunächst einen großen Suppentopf mit Kokosöl bei mittlerer Hitze erhitzen und die Brokkoli-Röschen und die Zwiebel hinzufügen. Etwa 5 Minuten lang anbraten.

2. Die Hühnerbrühe, die gerösteten Knoblauchzehen und das Lorbeerblatt hinzufügen. Zum Kochen bringen. Die Hitze auf ein Köcheln reduzieren und etwa 20 Minuten kochen lassen.

3. Vom Herd nehmen und das Lorbeerblatt entfernen. Die Kokosmilch, Salz und Pfeffer hinzufügen. Mit einem Stabmixer oder einem Pürierstab pürieren, bis alles glatt ist.

4. In eine Servierschüssel füllen und genießen!

Nährwertangaben:
Kohlenhydrate: 10g
Ballaststoffe: 2g
Netto-Kohlenhydrate: 8g
Eiweiß: 8g
Fett: 5g
Kalorien: 116

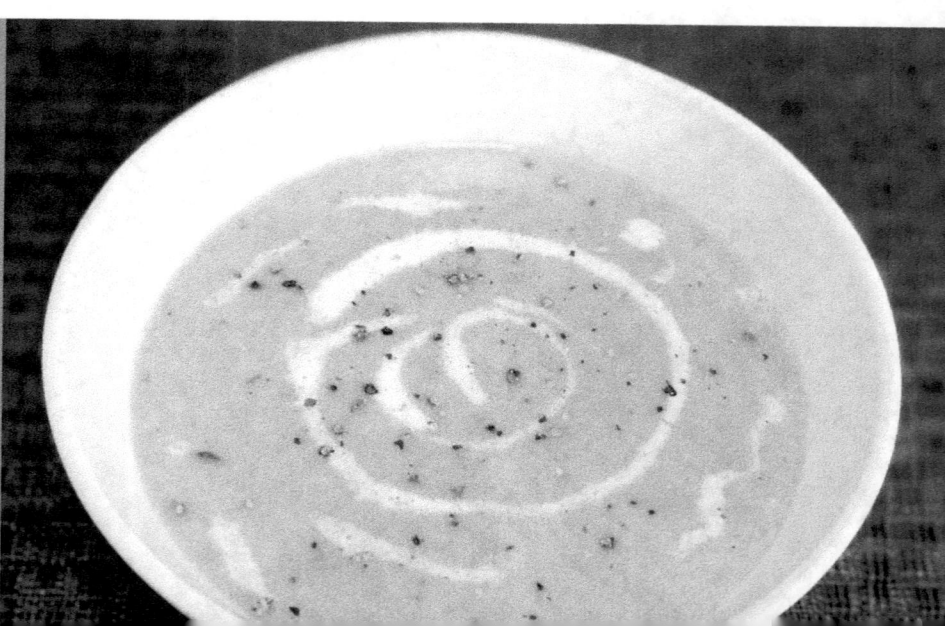

Einfache Tomatensuppe

Vorbereitungszeit: 10 Minuten
Kochzeit: 25 Minuten
Portionen: 4
Schwierigkeitsgrad: 1
Kosten: $$

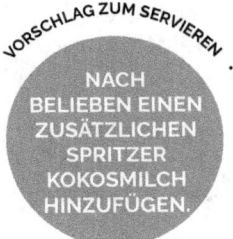

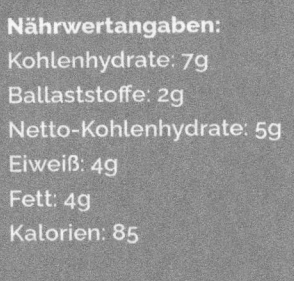

VORSCHLAG ZUM SERVIEREN

NACH BELIEBEN EINEN ZUSÄTZLICHEN SPRITZER KOKOSMILCH HINZUFÜGEN.

Zutaten:

- 2 Knoblauchzehen, gehackt
- 1 gelbe Zwiebel, gewürfelt
- 1 (14,5 Unzen) Dose Tomatenwürfel
- 3 Tassen Hühnerbrühe
- 1 Esslöffel frischer Rosmarin, gehackt

- 1 Tasse ungesüßte Kokosnussmilch mit vollem Fettgehalt
- Meersalz und Pfeffer nach Geschmack
- Kokosnussöl zum Kochen

Zubereitung:

1. Erhitzen Sie zunächst einen großen Topf mit Kokosöl bei mittlerer Hitze und geben Sie den Knoblauch und die Zwiebel hinzu. Etwa 5 Minuten lang anbraten.

2. Die Tomatenwürfel, die Hühnerbrühe und den Rosmarin hinzufügen und zum Kochen bringen. Die Hitze auf ein Köcheln reduzieren und etwa 20 Minuten kochen lassen.

3. Vom Herd nehmen und die Kokosmilch sowie Salz und Pfeffer hinzufügen. Mit einem Stabmixer oder einem Pürierstab pürieren, bis die Masse glatt ist.

4. In eine Servierschüssel füllen und genießen!

Nährwertangaben:
Kohlenhydrate: 7g
Ballaststoffe: 2g
Netto-Kohlenhydrate: 5g
Eiweiß: 4g
Fett: 4g
Kalorien: 85

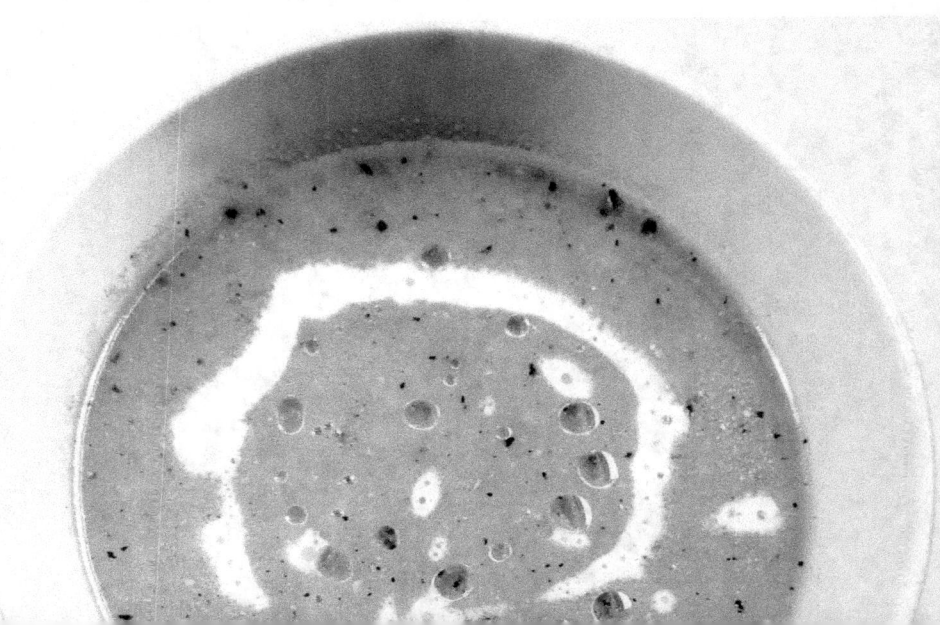

Lauch-Zwiebel-Suppe

Vorbereitungszeit: 10 Minuten
Kochzeit: 25 Minuten
Portionen: 4
Schwierigkeitsgrad: 1
Kosten: $$

Zutaten:

- 2 Knoblauchzehen, gehackt
- 1 Schalotte, gewürfelt
- 1 Lauch, gewaschen und gehackt
- 4 Tassen Hühnerbrühe
- 1 Esslöffel frischer Thymian, gehackt
- 1 Lorbeerblatt
- 1 Tasse ungesüßte Kokosnussmilch mit vollem Fettgehalt
- Meersalz und Pfeffer nach Belieben
- Kokosnussöl zum Kochen

Zubereitung:

1. Zunächst einen großen Suppentopf mit Kokosöl bei mittlerer Hitze erhitzen und Knoblauch, Schalotten und Lauch hinzufügen. Etwa 5 Minuten lang anbraten.

2. Die Hühnerbrühe, den Thymian und das Lorbeerblatt hinzufügen und zum Kochen bringen. Die Hitze auf ein Köcheln reduzieren und etwa 20 Minuten kochen lassen.

3. Vom Herd nehmen, das Lorbeerblatt entfernen, die Kokosmilch sowie Salz und Pfeffer hinzufügen. Mit einem Stabmixer oder einem Pürierstab pürieren, bis die Masse glatt ist.

4. In eine Servierschüssel füllen und genießen!

VORSCHLAG ZUM SERVIEREN

NACH BELIEBEN MIT SCHWARZEM PFEFFER GARNIEREN.

Nährwertangaben:
Kohlenhydrate: 6g
Ballaststoffe: 1g
Netto-Kohlenhydrate: 5g
Eiweiß: 6g
Fett: 5g
Kalorien: 90

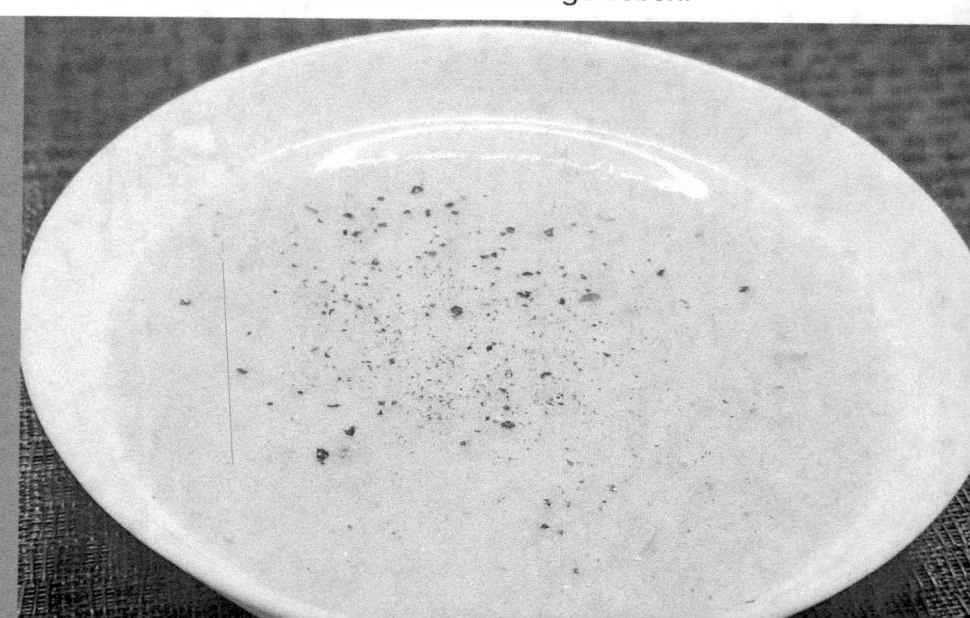

Spiegelei mit Paprika und Zwiebeln

Vorbereitungszeit: 10 Minuten
Kochzeit: 25 Minuten
Portionen: 2
Schwierigkeitsgrad: 1
Kosten: $$

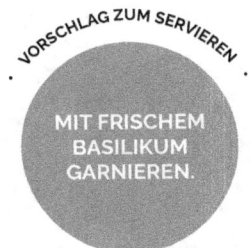

VORSCHLAG ZUM SERVIEREN

MIT FRISCHEM BASILIKUM GARNIEREN.

Zutaten:

- ½ rote Paprikaschote, gewürfelt
- ¼ rote Zwiebel, gewürfelt
- ½ Tasse Brokkoli-Röschen
- 2 Hühnerwürste, gekocht und

in Scheiben geschnitten
- 2 Eier
- Kokosnussöl zum Kochen

Zubereitung:

1. Erhitzen Sie zunächst eine große Pfanne bei mittlerer Hitze mit Kokosnussöl. Paprika, Zwiebel, Brokkoli und Hühnerwurst hinzugeben und ca. 7 Minuten lang kochen, bis das Gemüse weich ist.

2. Die Eier in die Pfanne aufschlagen und nach Belieben kochen.

3. Viel Spaß!

Nährwertangaben:
Kohlenhydrate: 11g
Ballaststoffe: 1g
Netto-Kohlenhydrate: 10g
Eiweiß: 18g
Fett: 17g
Kalorien: 264

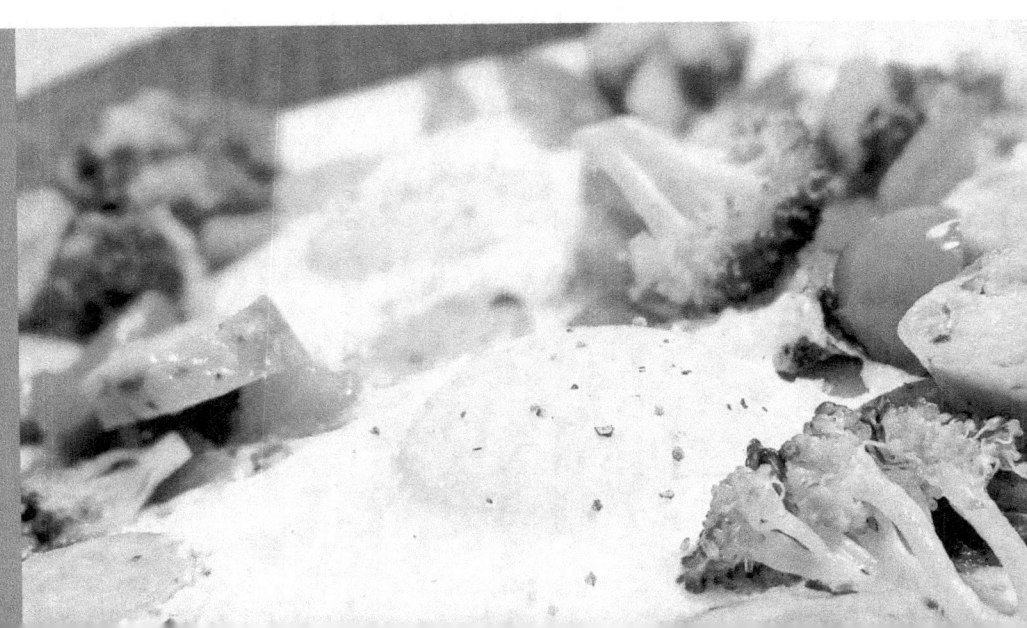

Eier-"Pizza"

Vorbereitungszeit: 5 Minuten
Kochzeit: 7 Minuten
Portionen: 3
Schwierigkeitsgrad: 1
Kosten: $$

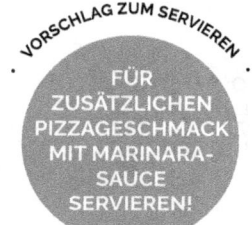

VORSCHLAG ZUM SERVIEREN

FÜR ZUSÄTZLICHEN PIZZAGESCHMACK MIT MARINARA-SAUCE SERVIEREN!

Zutaten:

- 3 Eier
- 1 Knoblauchzehe, gehackt
- 1 rote Zwiebel, in dünne Scheiben geschnitten
- 4 Kirschtomaten, halbiert
- 1 Esslöffel frische Petersilie, gehackt
- ½ Teelöffel Meersalz
- 1 Avocado, in Scheiben geschnitten, zum Servieren
- Kokosnussöl zum Kochen

Zubereitung:

1. Erhitzen Sie zunächst eine mittelgroße Pfanne bei mittlerer Hitze mit dem Kokosöl.

2. Die Eier in eine Rührschüssel geben und gut verquirlen.

3. Die Eier in die Pfanne geben und die Zwiebel, die Tomaten und die Petersilie hinzufügen.

4. Etwa 7 Minuten kochen oder bis die Eier gar und fest sind.

5. Mit in Scheiben geschnittener Avocado servieren.

6. Viel Spaß!

Nährwertangaben:
Kohlenhydrate: 16g
Ballaststoffe: 7g
Netto-Kohlenhydrate: 9g
Eiweiß: 9g
Fett: 18g
Kalorien: 246

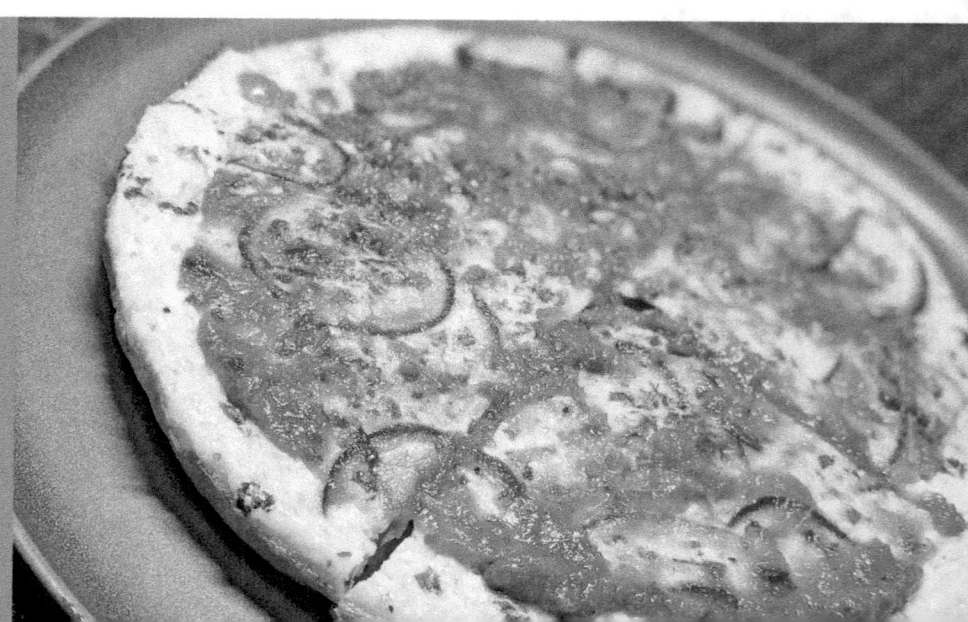

Gefüllte Paprikaschoten mit Rindfleisch

Vorbereitungszeit: 15 Minuten
Kochzeit: 15-20 Minuten
Portionen: 6
Schwierigkeitsgrad: 2
Kosten: $$

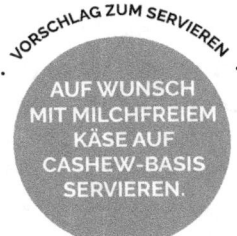

VORSCHLAG ZUM SERVIEREN

AUF WUNSCH MIT MILCHFREIEM KÄSE AUF CASHEW-BASIS SERVIEREN.

Zutaten:

- 1 Pfund Rinderhackfleisch, gekocht
- 2 Knoblauchzehen, gehackt
- 1 gelbe Zwiebel, gewürfelt
- ¼ Tasse Mais
- 1 Teelöffel Kreuzkümmel
- 1 Teelöffel Oregano
- 1 Teelöffel Meersalz
- 1 rote Paprika, entkernt und halbiert
- 1 orangefarbene Paprikaschote, entkernt und halbiert
- 1 grüne Paprika, entkernt und halbiert
- Frischer Koriander zum Servieren
- 2 Avocados, in Scheiben geschnitten, zum Servieren

Zubereitung:

1. Heizen Sie zunächst den Ofen auf 350 Grad vor und legen Sie ein Backblech mit Pergamentpapier aus.

2. Gekochtes Hackfleisch, Knoblauch, Zwiebel, Mais, Kreuzkümmel, Oregano und Salz in eine Rührschüssel geben und gut vermischen.

3. In jede Paprikahälfte einen Löffel geben.

4. 15-20 Minuten backen.

5. Mit frischem Koriander garnieren und mit frischer Avocado servieren.

6. Viel Spaß!

Nährwertangaben:
Kohlenhydrate: 10g
Ballaststoffe: 6g
Netto-Kohlenhydrate: 4g
Eiweiß: 25g
Fett: 18g
Kalorien: 298

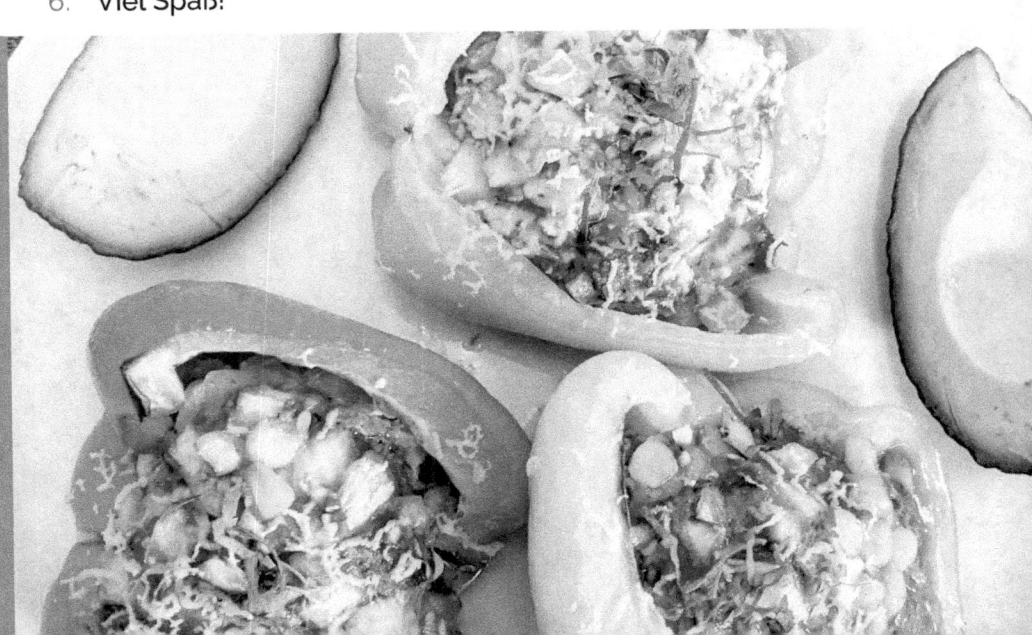

Knoblauch-Kräuter-Zucchini-Garnelen-Scampi

Vorbereitungszeit: 10 Minuten
Kochzeit: 3-5 Minuten
Portionen: 2
Schwierigkeitsgrad: 2
Kosten: $$

Zutaten:

- 8 Garnelen, gekocht
- 2 Zucchinis, spiralisiert
- 4 Esslöffel Olivenöl
- 2 Knoblauchzehen, gehackt
- 1 Esslöffel Schalotte, gewürfelt
- 1 Teelöffel Zwiebelpulver
- 1 Teelöffel italienisches Gewürz
- 2 Kirschtomaten, halbiert

Zubereitung:

1. Zunächst die spiralisierten Zucchini mit dem Olivenöl und den restlichen Zutaten in eine Pfanne geben. Gut mischen und etwa 3-5 Minuten kochen.

2. Mit gekochten Garnelen servieren.

3. Viel Spaß!

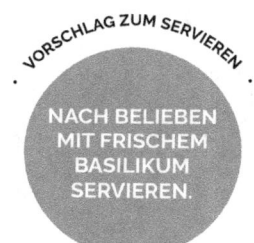

VORSCHLAG ZUM SERVIEREN

NACH BELIEBEN MIT FRISCHEM BASILIKUM SERVIEREN.

Nährwertangaben:
Kohlenhydrate: 15g
Ballaststoffe: 3g
Netto-Kohlenhydrate: 12g
Eiweiß: 24g
Fett: 31g
Kalorien: 415

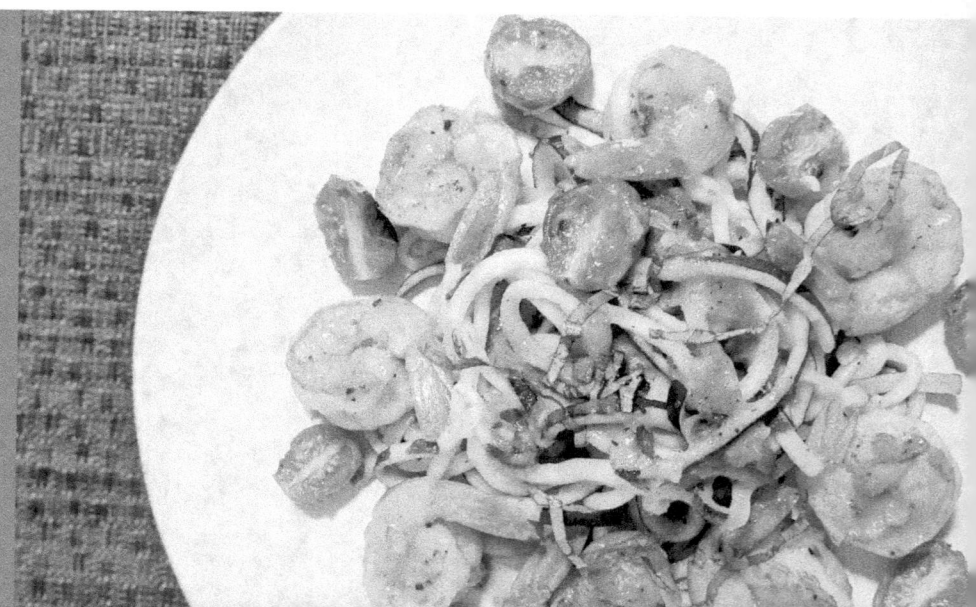

Proteinreicher Thunfischsalat mit Supergemüse

Vorbereitungszeit: 10 Minuten
Kochzeit: 0 Minuten
Portionen: 2
Schwierigkeitsgrad: 1
Kosten: $$

Zutaten:

- 1 Tasse Romana-Salat
- 1 Dose Thunfisch
- 1 kleine rote Zwiebel, in dünne Scheiben geschnitten
- 2 hartgekochte Eier
- 1 Avocado, in Scheiben geschnitten
- 1 rote Paprika, entkernt und in Scheiben geschnitten
- 1 Esslöffel Olivenöl
- 1 Esslöffel Balsamico-Essig
- Meersalz und Pfeffer nach Geschmack

VORSCHLAG ZUM SERVIEREN

AUF WUNSCH MIT RUCOLA ANSTELLE DES KOPFSALATS SERVIEREN.

Zubereitung:

1. Stellen Sie den Salat zusammen, indem Sie den Kopfsalat auf den Boden eines Tellers geben und den Thunfisch, die rote Zwiebel, das hart gekochte Ei, die Avocado und die Paprika darauf verteilen.

2. Mit Olivenöl und Balsamico-Essig beträufeln.

3. Mit Salz und Pfeffer würzen.

4. Viel Spaß!

Nährwertangaben:
Kohlenhydrate: 15g
Ballaststoffe: 8g
Netto-Kohlenhydrate: 7g
Eiweiß: 32g
Fett: 38g
Kalorien: 521

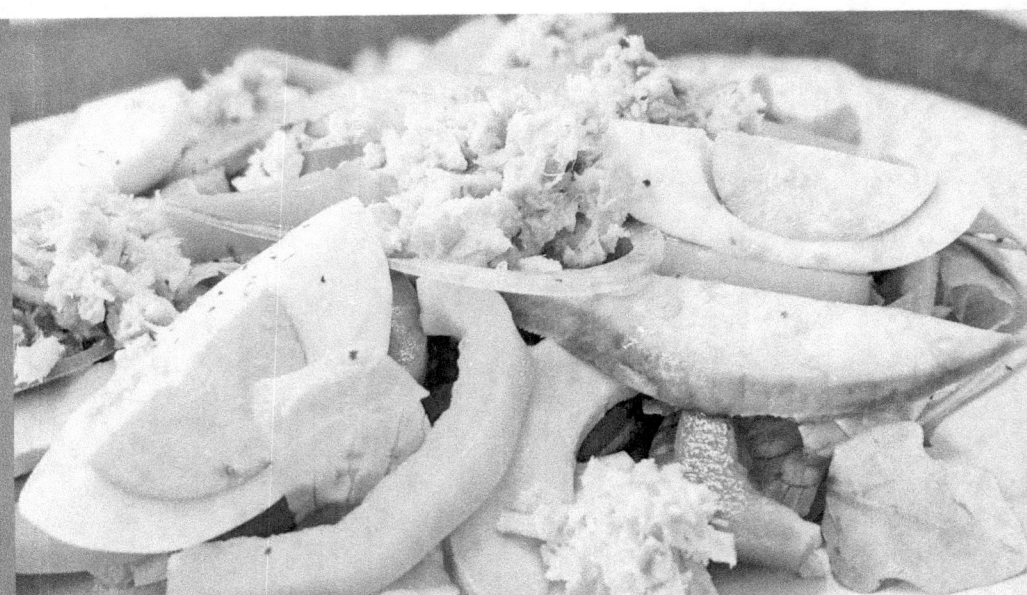

Grünkohl-Cesar-Salat

Vorbereitungszeit: 10 Minuten
Kochzeit: 0 Minuten
Portionen: 2
Schwierigkeitsgrad: 1
Kosten: $$

Zutaten:

- 2 Tassen Romana-Salat
- 1 Avocado, gewürfelt
- ¼ Tasse gehobelte Mandeln
- 1 Esslöffel Olivenöl
- 1 Esslöffel frisch gepresster Zitronensaft
- 1 Teelöffel Dijon-Senf
- ½ Teelöffel Knoblauchpulver
- Meersalz und Pfeffer nach Belieben

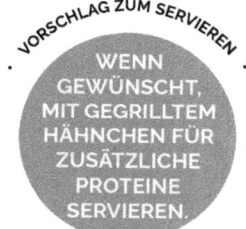

VORSCHLAG ZUM SERVIEREN

WENN GEWÜNSCHT, MIT GEGRILLTEM HÄHNCHEN FÜR ZUSÄTZLICHE PROTEINE SERVIEREN.

Zubereitung:

1. Stellen Sie den Salat zusammen, indem Sie den Kopfsalat auf den Boden eines Tellers geben und mit der Avocado und den Mandeln belegen.

2. Olivenöl, Zitronensaft, Dijonsenf, Knoblauchpulver, Salz und Pfeffer in eine Rührschüssel geben und verquirlen.

3. Das Dressing über den Salat träufeln.

4. Viel Spaß!

Nährwertangaben:
Kohlenhydrate: 14g
Ballaststoffe: 9g
Netto-Kohlenhydrate: 5g
Eiweiß: 5g
Fett: 33g
Kalorien: 347

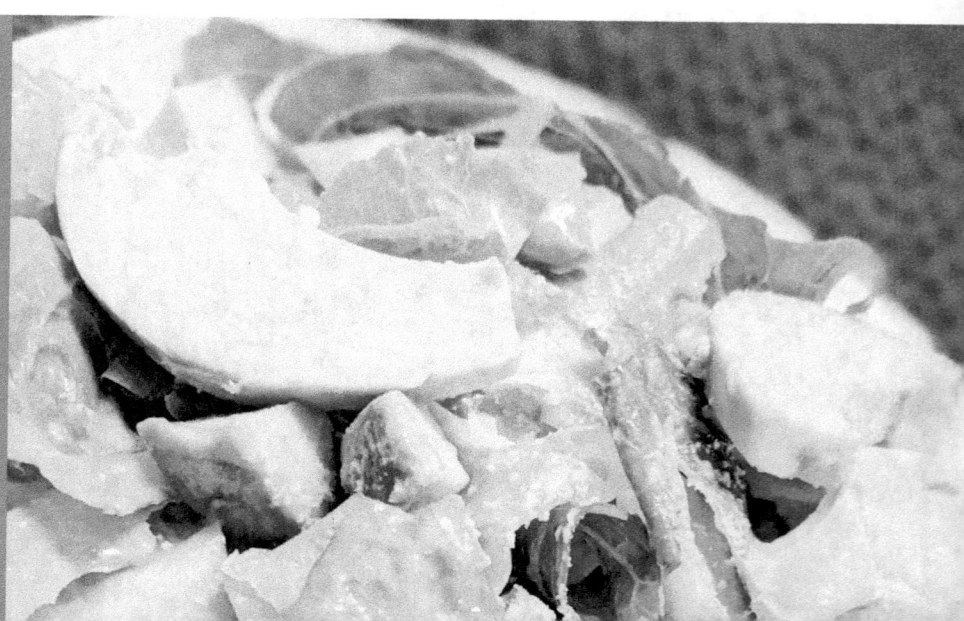

Proteinreiche Salatschüssel

Vorbereitungszeit: 10 Minuten
Kochzeit: 0 Minuten
Portionen: 2
Schwierigkeitsgrad: 1
Kosten: $$

VORSCHLAG ZUM SERVIEREN

NACH BELIEBEN MIT NUSS- UND SAATENCRACKERN SERVIEREN.

Zutaten:

- 2 Tassen Rucola
- 1 hartgekochtes Ei
- 1 rote Paprika, entkernt und in Scheiben geschnitten
- 3 Cherrytomaten, halbiert
- 2 Esslöffel Mandeln
- 2 Esslöffel Olivenöl
- 1 Esslöffel Balsamico-Essig
- 1 Avocado, in Scheiben geschnitten

Zubereitung:

1. Stellen Sie den Salat zusammen, indem Sie den Kopfsalat auf einem Teller anrichten und mit der Avocado und den Mandeln belegen.

2. Olivenöl, Zitronensaft, Dijonsenf, Knoblauchpulver, Salz und Pfeffer in eine Rührschüssel geben und verquirlen.

3. Das Dressing über den Salat träufeln.

4. Viel Spaß!

Nährwertangaben:
Kohlenhydrate: 16g
Ballaststoffe: 9g
Netto-Kohlenhydrate: 7g
Eiweiß: 8g
Fett: 39g
Kalorien: 420

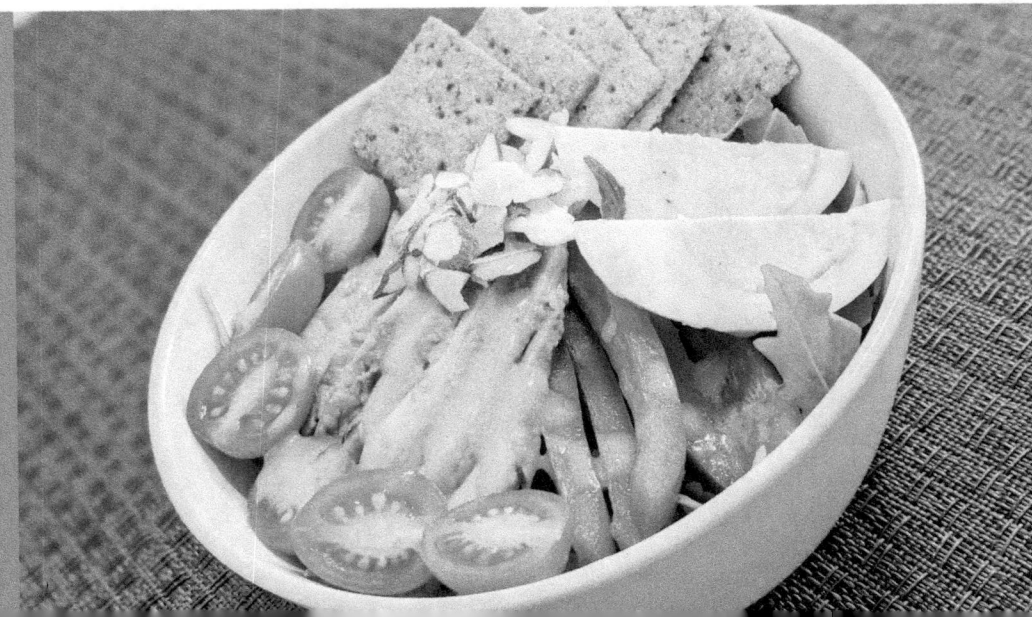

Snacks, Beilagen und Soßen

Geröstete Kokosnussraspeln

Vorbereitungszeit: 10 Minuten
Kochzeit: 5 Minuten
Portionen: 18
Schwierigkeitsgrad: 1
Kosten: $$

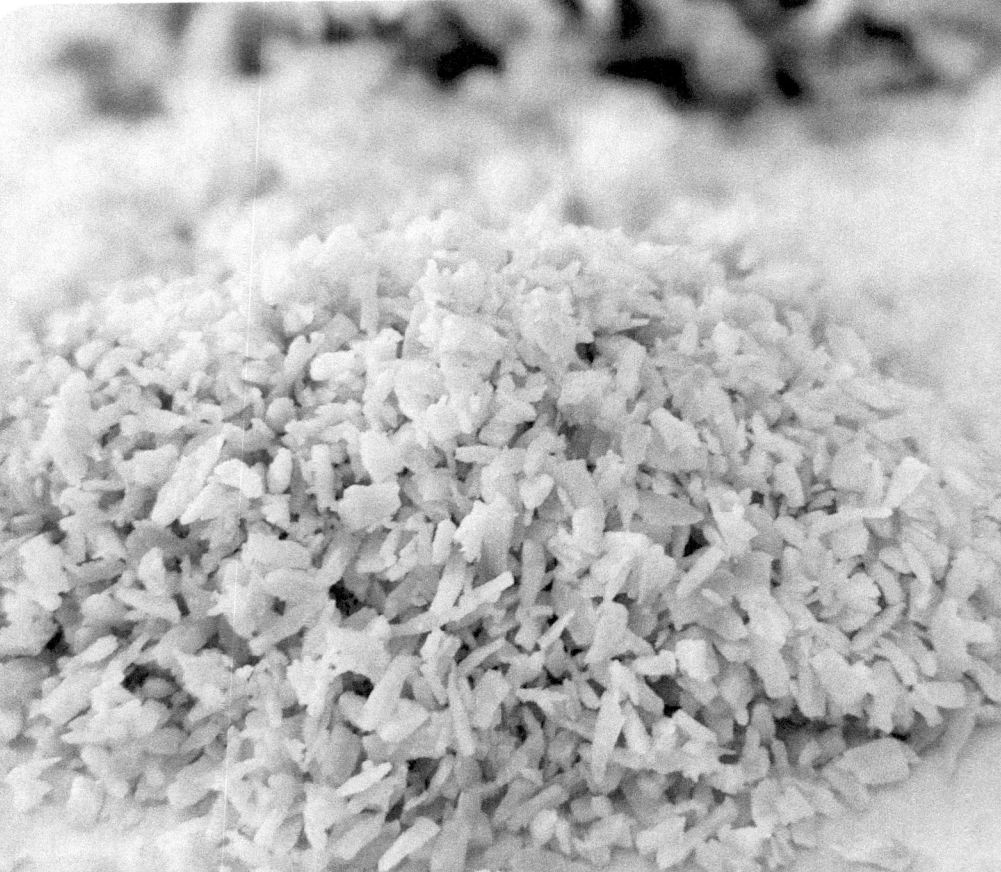

VORSCHLAG ZUM SERVIEREN

MISCHEN SIE ES IN EINE SELBSTGEMACHTE STUDENTENFUTTERMISCHUNG FÜR EINEN ZUSÄTZLICHEN SCHUB AN FETT UND GESCHMACK!

Nährwertangaben:
Kohlenhydrate: 2g
Ballaststoffe: 1g
Netto-Kohlenhydrate: 1g
Eiweiß: 1g
Fett: 5g
Kalorien: 47

Zutaten:

- 3 Tassen zerkleinerte ungesüßte Kokosnuss

Zubereitung:

1. Heizen Sie einfach eine große Pfanne bei niedriger bis mittlerer Hitze vor.

2. Die Kokosraspeln hinzufügen und unter häufigem Umrühren etwa 5 Minuten rösten.

3. Genießen Sie sie als leckeren Snack oder als milchfreies Joghurt-Topping!

Einfache geröstete Mandeln

Vorbereitungszeit: 10 Minuten
Kochzeit: 7-10 Minuten
Portionen: 10
Schwierigkeitsgrad: 1
Kosten: $$

Zutaten:

- 2 Tassen ganze rohe Mandeln
- Eine Prise Meersalz

Zubereitung:

1. Heizen Sie zunächst den Ofen auf 300 Grad vor und legen Sie ein Backblech mit Pergamentpapier aus.

2. Die rohen Mandeln in einer einzigen Schicht auf das Backblech geben und ca. 7-10 Minuten backen. Nach fünf Minuten kontrollieren, da sie schnell rösten!

3. Mit einer Prise Meersalz servieren.

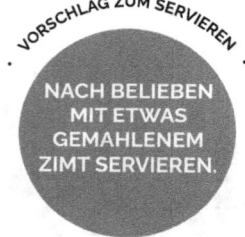

VORSCHLAG ZUM SERVIEREN

NACH BELIEBEN MIT ETWAS GEMAHLENEM ZIMT SERVIEREN.

Nährwertangaben:
Kohlenhydrate: 6g
Ballaststoffe: 4g
Netto-Kohlenhydrate: 2g
Eiweiß: 6g
Fett: 14g
Kalorien: 164

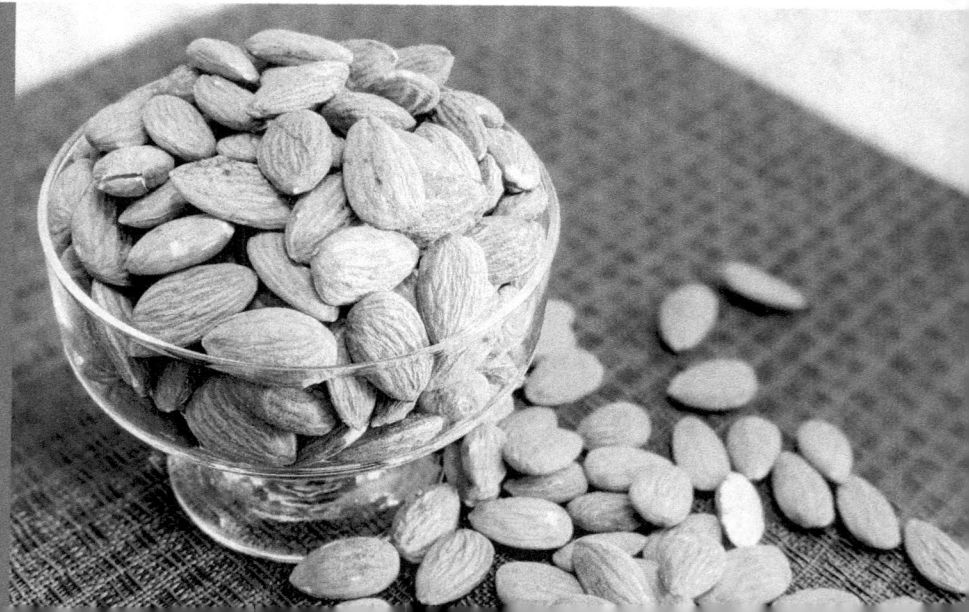

Hausgemachte Zimt-Mandel-Butter

Vorbereitungszeit: 20 Minuten
Kochzeit: 0 Minuten
Portionen: 16
Schwierigkeitsgrad: 2
Kosten: $$

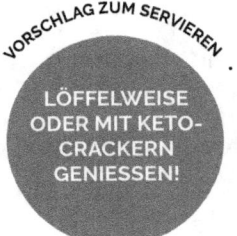

VORSCHLAG ZUM SERVIEREN

LÖFFELWEISE ODER MIT KETO-CRACKERN GENIESSEN!

Zutaten:

- 3 Tassen ganze geröstete Mandeln
- 1 Teelöffel Meersalz
- 2 Teelöffel gemahlener Zimt
- 1 Teelöffel reiner Vanilleextrakt

Zubereitung:

1. Geben Sie die Mandeln in den Boden einer Küchenmaschine und verarbeiten Sie sie, bis sie die Konsistenz von Mandelbutter haben, wobei Sie bei Bedarf die Seiten der Küchenmaschine abkratzen. Dies dauert etwa 20 Minuten.

2. Meersalz, Zimt und Vanilleextrakt hinzufügen und weitere 30 Sekunden lang verarbeiten.

3. In einem luftdicht verschlossenen Behälter im Kühlschrank aufbewahren.

Nährwertangaben:
Kohlenhydrate: 4g
Ballaststoffe: 2g
Netto-Kohlenhydrate: 2g
Eiweiß: 4g
Fett: 9g
Kalorien: 105

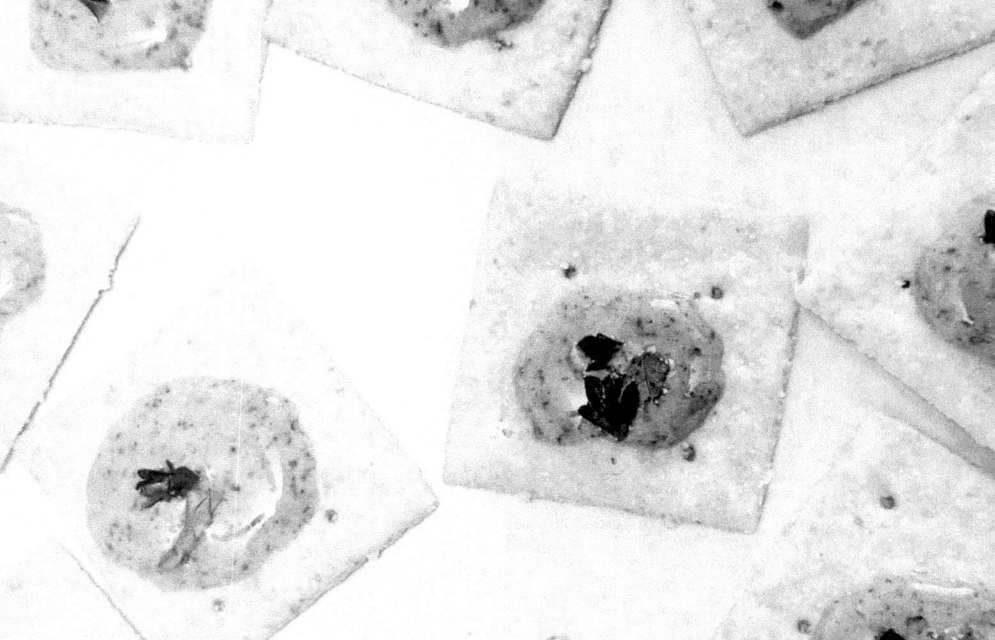

Meersalz-Vanille-Cashew-Butter

Vorbereitungszeit: 20 Minuten
Kochzeit: 0 Minuten
Portionen: 20
Schwierigkeitsgrad: 2
Kosten: $$

Zutaten:

- 3 Tassen rohe Cashews
- 1 Teelöffel Meersalz
- 2 Teelöffel reiner Vanilleextrakt

Zubereitung:

1. Die Cashewkerne in den Boden einer Küchenmaschine geben und verarbeiten, bis eine Cashewbutter entsteht. Dies wird etwa 20 Minuten dauern.

2. Meersalz und Vanilleextrakt hinzufügen und weitere 30 Sekunden lang verarbeiten.

3. In einem luftdicht verschlossenen Behälter im Kühlschrank aufbewahren.

VORSCHLAG ZUM SERVIEREN

LÖFFELWEISE ODER MIT KETO-CRACKERN GENIESSEN ODER IN LOW-CARB-SMOOTHIES EINRÜHREN.

Nährwertangaben:
Kohlenhydrate: 7g
Ballaststoffe: 1g
Netto-Kohlenhydrate: 6g
Eiweiß: 3g
Fett: 10g
Kalorien: 119

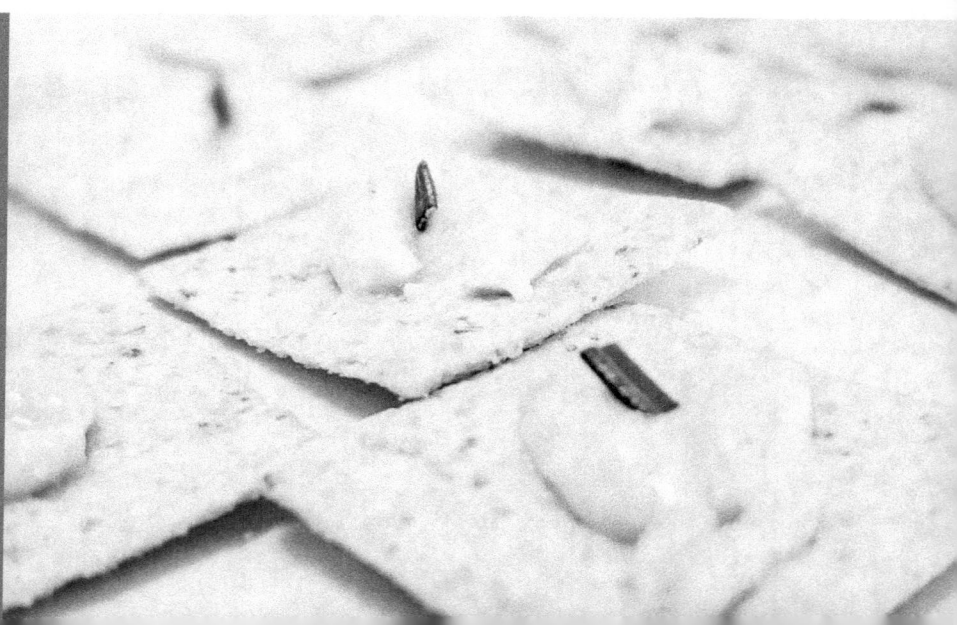

Vanillekuchen-Kokosnuss-Butter-Häppchen

Vorbereitungszeit:
10 Minuten + Kühlzeit
Kochzeit: 0 Minuten
Portionen: 14
(1 Bissen pro Portion)
Schwierigkeitsgrad: 2
Kosten: $$

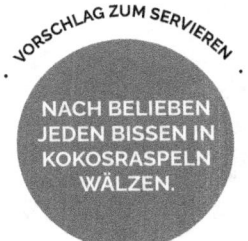

VORSCHLAG ZUM SERVIEREN

NACH BELIEBEN JEDEN BISSEN IN KOKOSRASPELN WÄLZEN.

Zutaten:

- 2 Tassen zerkleinerte, ungesüßte Kokosnuss
- 2 Esslöffel Kokosnussbutter
- ¾ Tasse Mandelmehl
- 6 Tropfen flüssiges Stevia, Vanille
- 1 Teelöffel Meersalz
- 1 Teelöffel reiner Vanilleextrakt
- Wasser

Zubereitung:

1. Alle Zutaten in eine Küchenmaschine oder einen Hochleistungsmixer geben und pürieren, bis sie glatt sind. Bei Bedarf jeweils einen Teelöffel Wasser hinzufügen, bis sich die Mischung verbindet.

2. In eine Servierschüssel umfüllen und 20 Minuten lang im Kühlschrank abkühlen lassen.

3. Nach dem Abkühlen in mundgerechte Stücke rollen.

4. Bis zum Verzehr im Kühlschrank aufbewahren.

Nährwertangaben:
Kohlenhydrate: 3g
Ballaststoffe: 2g
Netto-Kohlenhydrate: 1g
Eiweiß: 1g
Fett: 7g
Kalorien: 76

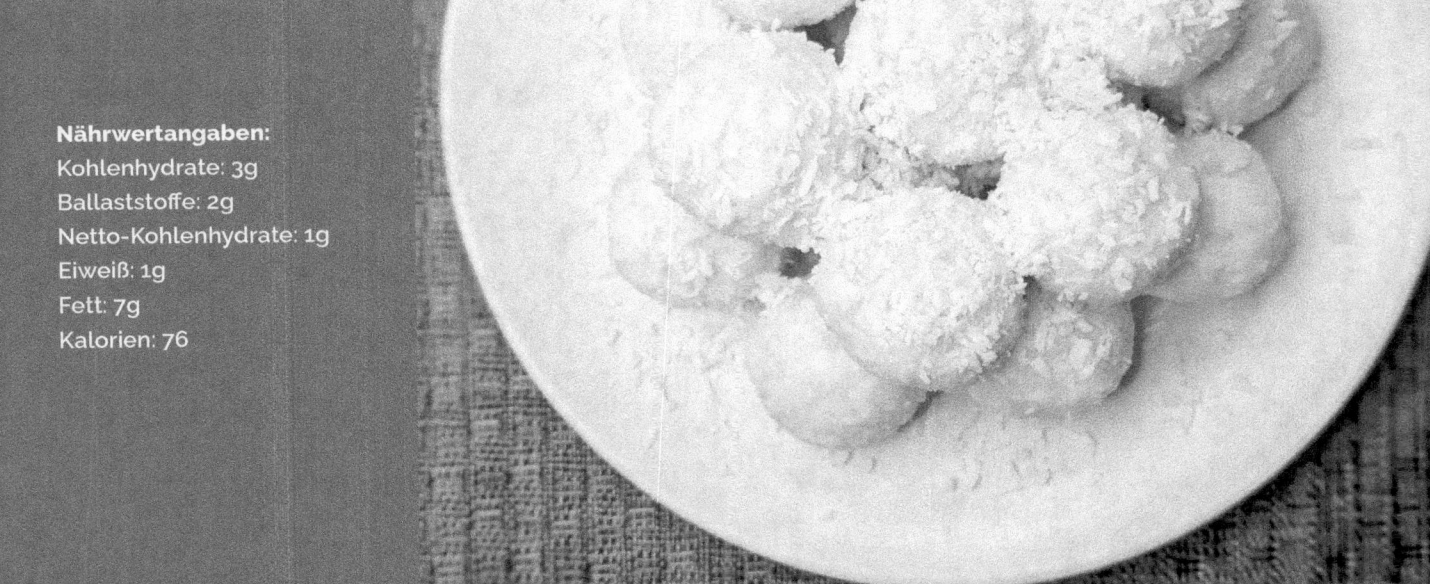

Apfel-Fettbomben

Vorbereitungszeit: 10 Minuten
Kochzeit: 0 Minuten
Portionen: 4
Schwierigkeitsgrad: 1
Kosten: $$

Zutaten:

- 1 Apfel, in Scheiben geschnitten
- 1 Esslöffel Erdnussbutter
- 1 Esslöffel zuckerfreie Schokoladenstückchen
- 1 Esslöffel gehobelte Mandeln
- 1 Esslöffel Pekannüsse, gehackt

Zubereitung:

1. Schneiden Sie zunächst die Äpfel in Scheiben und bestreichen Sie sie mit Erdnussbutter.

2. Mit dem restlichen Belag belegen.

3. Viel Spaß!

VORSCHLAG ZUM SERVIEREN

NACH BELIEBEN MIT GEMAHLENEM ZIMT BESTREUEN.

Nährwertangaben:
Kohlenhydrate: 13g
Ballaststoffe: 4g
Netto-Kohlenhydrate: 9g
Eiweiß: 4g
Fett: 19g
Kalorien: 221

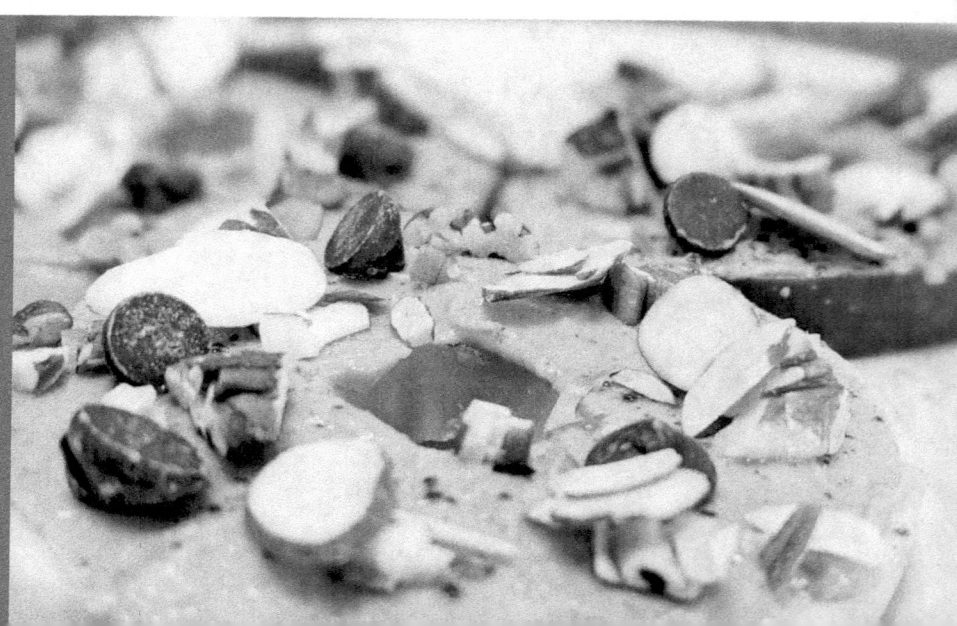

Apfel-Zimt-Smoothie-Snack-Schale

Vorbereitungszeit: 10 Minuten
Kochzeit: 0 Minuten
Portionen: 3
Schwierigkeitsgrad: 1
Kosten: $

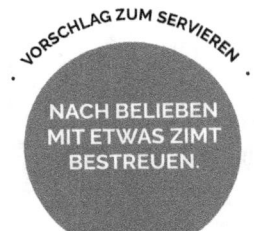

VORSCHLAG ZUM SERVIEREN

NACH BELIEBEN MIT ETWAS ZIMT BESTREUEN.

Zutaten:

- ½ Apfel, geschält und in Scheiben geschnitten
- ½ Tasse ungesüßte Vollfett-Kokosmilch
- 1 Esslöffel Mandelbutter
- 1 Esslöffel Leinsamen
- 1 Teelöffel gemahlener Zimt
- Für den Belag: 1 Esslöffel gehobelte Mandeln, ½ Esslöffel extra Mandelbutter

Zubereitung:

1. Geben Sie zunächst ½ Apfel, Kokosmilch, Mandelbutter und Leinsamen in einen Mixer und pürieren Sie sie, bis sie glatt sind.

2. In eine Schüssel geben und mit den restlichen Apfelscheiben, Mandeln und etwas Mandelbutter bestreuen.

3. Viel Spaß!

Nährwertangaben:
Kohlenhydrate: 10g
Ballaststoffe: 4g
Netto-Kohlenhydrate: 6g
Eiweiß: 4g
Fett: 17g
Kalorien: 197

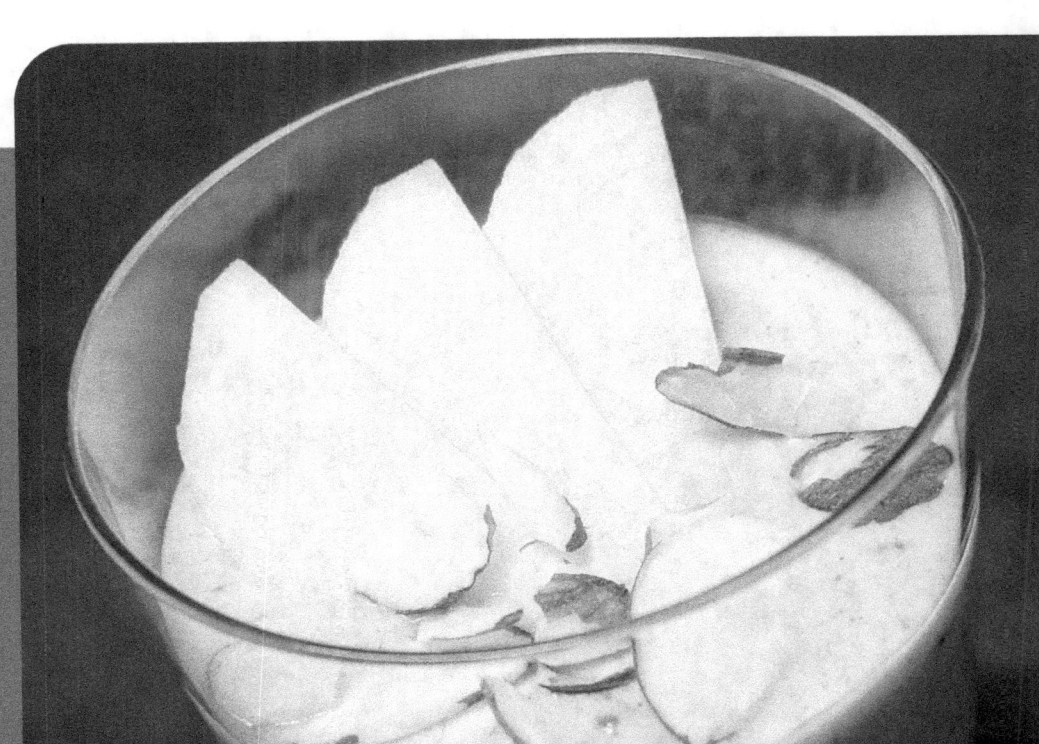

Schokoladen-Erdnussbutter-Energie-Happen

Vorbereitungszeit:
15 Minuten + Kühlzeit
Kochzeit: 0 Minuten
Portionen: 12
Schwierigkeitsgrad: 1
Kosten: $$

VORSCHLAG ZUM SERVIEREN

NACH BELIEBEN MIT GEMAHLENEM ZIMT BESTREUEN.

Zutaten:

- 2 Tassen cremige Erdnussbutter
- ¼ Tasse rohes, ungesüßtes Kakaopulver
- 1 Teelöffel reiner Vanilleextrakt
- 2 Teelöffel Mönchsfrucht-Süßstoff

Zubereitung:

1. Alle Zutaten in eine große Rührschüssel geben und gut verrühren, bis sie glatt sind.

2. 1 Stunde lang im Kühlschrank kalt stellen.

3. Nach dem Abkühlen den Teig in mundgerechte Stücke rollen und in einem luftdichten Behälter im Kühlschrank aufbewahren.

Nährwertangaben:
Kohlenhydrate: 12g
Ballaststoffe: 5g
Netto-Kohlenhydrate: 7g
Eiweiß: 12g
Fett: 23g
Kalorien: 270

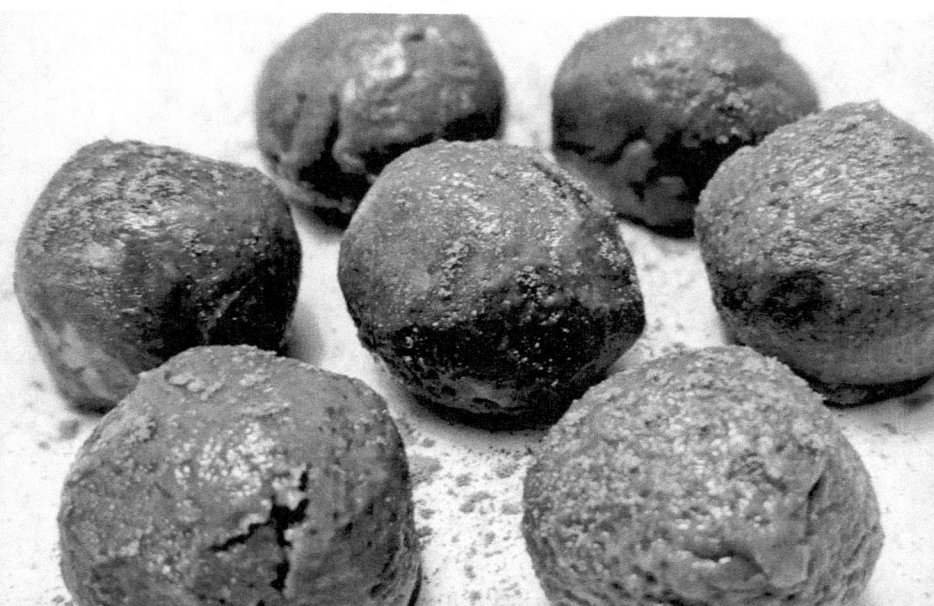

Spargel im Speckmantel

Vorbereitungszeit: 15 Minuten
Kochzeit: 20 Minuten
Portionen: 3
Schwierigkeitsgrad: 1
Kosten: $$

Zutaten:

- 21 Spargelstangen
- 7 Streifen Speck
- 1 Esslöffel Kokosnussöl, geschmolzen

Zubereitung:

1. Heizen Sie zunächst den Ofen auf 400 Grad vor und legen Sie ein Backblech mit Pergamentpapier aus.

2. Das geschmolzene Kokosöl in eine Rührschüssel geben und die Spargelstangen dazugeben, sodass sie vom Öl umhüllt sind.

3. Eine Scheibe Speck um 3 Spargelstangen wickeln und auf das mit Pergamentpapier ausgelegte Backblech legen.

4. Etwa 20 Minuten backen oder bis der Speck knusprig ist.

VORSCHLAG ZUM SERVIEREN

NACH BELIEBEN MIT GEMAHLENEM ZIMT BESTREUEN.

Nährwertangaben:
Kohlenhydrate: 7g
Ballaststoffe: 4g
Netto-Kohlenhydrate: 3g
Eiweiß: 20g
Fett: 23g
Kalorien: 312

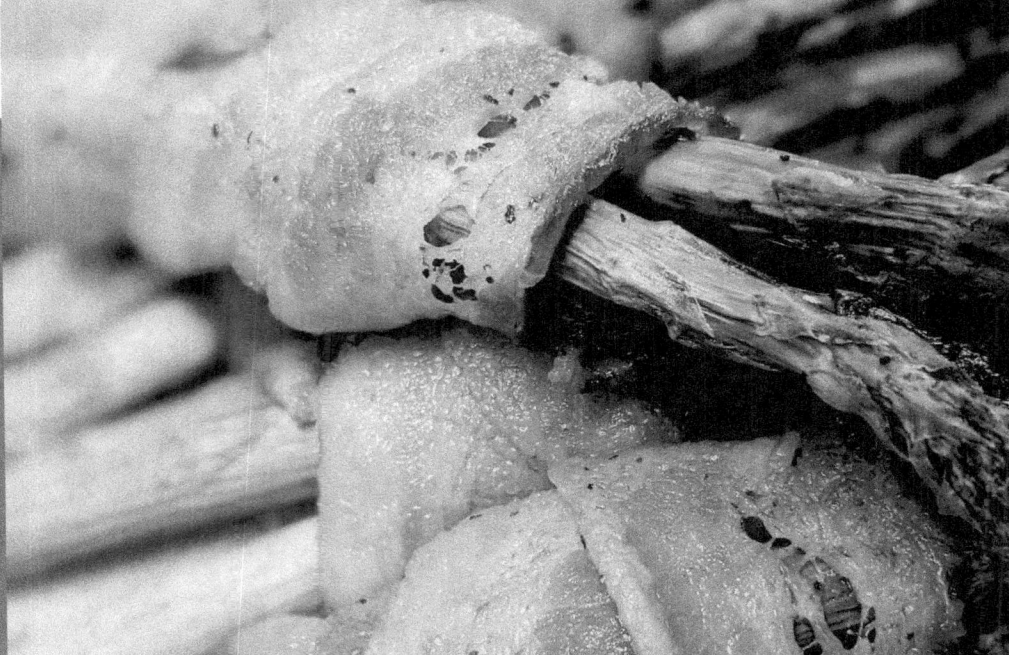

Schokoladen-Snack-Muffins

Vorbereitungszeit: 15 Minuten
Kochzeit: 18-20 Minuten
Portionen: 12
Schwierigkeitsgrad: 2
Kosten: $$

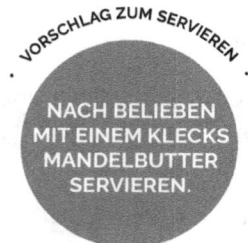

VORSCHLAG ZUM SERVIEREN

NACH BELIEBEN MIT EINEM KLECKS MANDELBUTTER SERVIEREN.

Zutaten:

- 1 Tasse Mandelmehl
- ½ Tasse Erythritol
- ½ Tasse ungesüßtes Kakaopulver
- 1 Teelöffel Backpulver
- ½ Teelöffel Meersalz
- 2 Eier

- ¾ Tasse ungesüßte Kokosnussmilch mit vollem Fettgehalt
- ¼ Tasse Kokosnussöl, geschmolzen
- 1 Teelöffel reiner Vanilleextrakt

Zubereitung:

1. Heizen Sie zunächst den Ofen auf 350 Grad vor und legen Sie ein Muffinblech mit Förmchen aus.

2. Alle trockenen Zutaten in eine große Rührschüssel geben und verquirlen.

3. Die Eier in eine separate Rührschüssel geben und gut verquirlen. Die Kokosmilch, das geschmolzene Kokosöl und die Vanille hinzufügen und gut verquirlen.

4. Die feuchten Zutaten zu den trockenen geben und zu einem glatten Teig verarbeiten.

5. In die ausgekleideten Muffinformen füllen und 18-20 Minuten backen oder bis ein Zahnstocher in der Mitte sauber herauskommt.

6. Reste in einem luftdicht verschlossenen Behälter im Kühlschrank aufbewahren.

Nährwertangaben:
Kohlenhydrate: 13g
Ballaststoffe: 5g
Netto-Kohlenhydrate: 8g
Eiweiß: 4g
Fett: 13g
Kalorien: 132

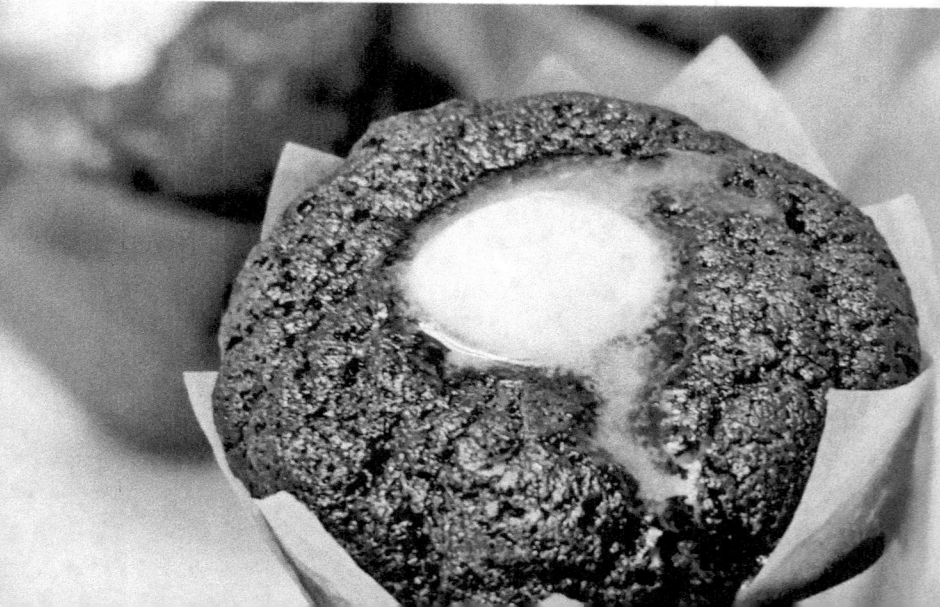

Gedünstete Zucchiniröllchen

Vorbereitungszeit: 10 Minuten
Kochzeit: 4-6 Minuten
Portionen: 2
Schwierigkeitsgrad: 1
Kosten: $

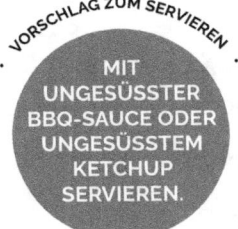

VORSCHLAG ZUM SERVIEREN

MIT UNGESÜSSTER BBQ-SAUCE ODER UNGESÜSSTEM KETCHUP SERVIEREN.

Zutaten:

- 1 Esslöffel Kokosnussöl
- 1 Zucchini, in Scheiben geschnitten
- ½ Teelöffel Meersalz

Zubereitung:

1. Erhitzen Sie zunächst eine Pfanne bei mittlerer Hitze mit dem Kokosöl.

2. Die Zucchinischeiben mit Salz und Pfeffer würzen und in die Pfanne geben.

3. Etwa 2-3 Minuten auf jeder Seite kochen oder bis sie weich sind.

4. Viel Spaß!

Nährwertangaben:
Kohlenhydrate: 3g
Ballaststoffe: 1g
Netto-Kohlenhydrate: 2g
Eiweiß: 1g
Fett: 7g
Kalorien: 74

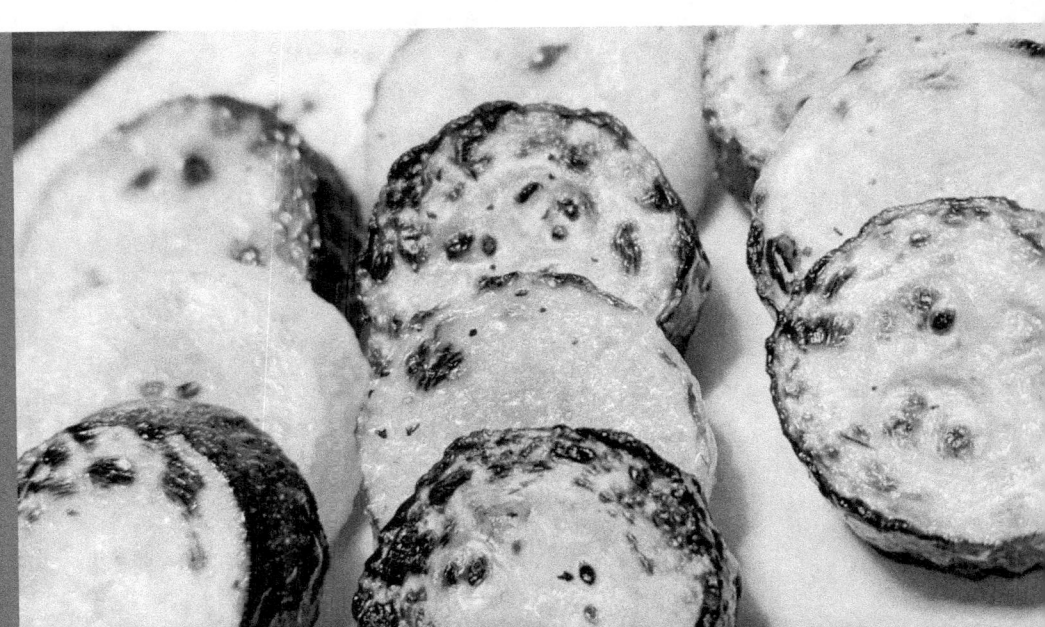

Cashew-Koriander-Dip

Vorbereitungszeit: 10 Minuten
Kochzeit: 0 Minuten
Portionen: 10
Schwierigkeitsgrad: 1
Kosten: $$

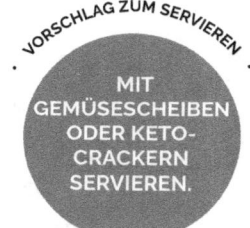

VORSCHLAG ZUM SERVIEREN

MIT GEMÜSESCHEIBEN ODER KETO-CRACKERN SERVIEREN.

Zutaten:

- 1 Tasse rohe Cashews
- ¼ Tasse Nährhefe
- ½ Tasse Koriander, gehackt
- 2 Knoblauchzehen, gehackt
- 2 Tassen feuergeröstete Tomatenwürfel
- 1 Teelöffel Meersalz

Zubereitung:

1. Alle Zutaten in einen Mixer oder eine Küchenmaschine geben und zu einer glatten Masse verarbeiten.

2. Vor dem Servieren 1 Stunde lang im Kühlschrank kalt stellen.

Nährwertangaben:
Kohlenhydrate: 9g
Ballaststoffe: 2g
Netto-Kohlenhydrate: 7g
Eiweiß: 4g
Fett: 7g
Kalorien: 106

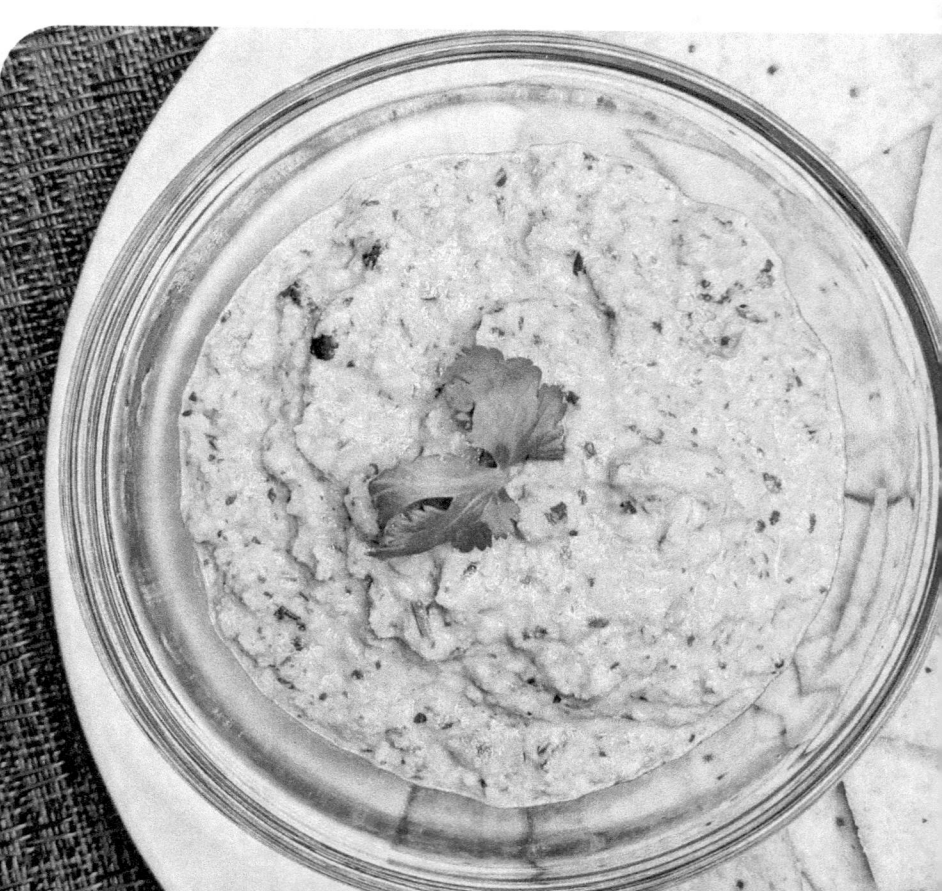

Pikante Koriander-Grünkern-Sauce

Vorbereitungszeit: 10 Minuten
Kochzeit: 0 Minuten
Portionen: 6
Schwierigkeitsgrad: 1
Kosten: $$

Zutaten:

- ½ Tasse Olivenöl
- ¼ Tasse frisch gepresster Zitronensaft
- ½ Tasse Koriander gehackt
- 1 Knoblauchzehe, gehackt
- 1 kleine Jalapeno-Paprika
- 1 Teelöffel Meersalz

Zubereitung:

1. Alle Zutaten in einen Mixer oder eine Küchenmaschine geben und zu einer glatten Masse verarbeiten.

2. Bis zum Verzehr im Kühlschrank aufbewahren.

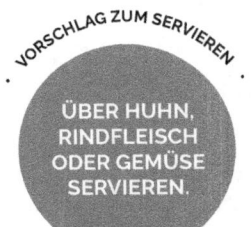

VORSCHLAG ZUM SERVIEREN

ÜBER HUHN, RINDFLEISCH ODER GEMÜSE SERVIEREN.

Nährwertangaben:
Kohlenhydrate: 1g
Ballaststoffe: 0g
Netto-Kohlenhydrate: 1g
Eiweiß: 0g
Fett: 17g
Kalorien: 148

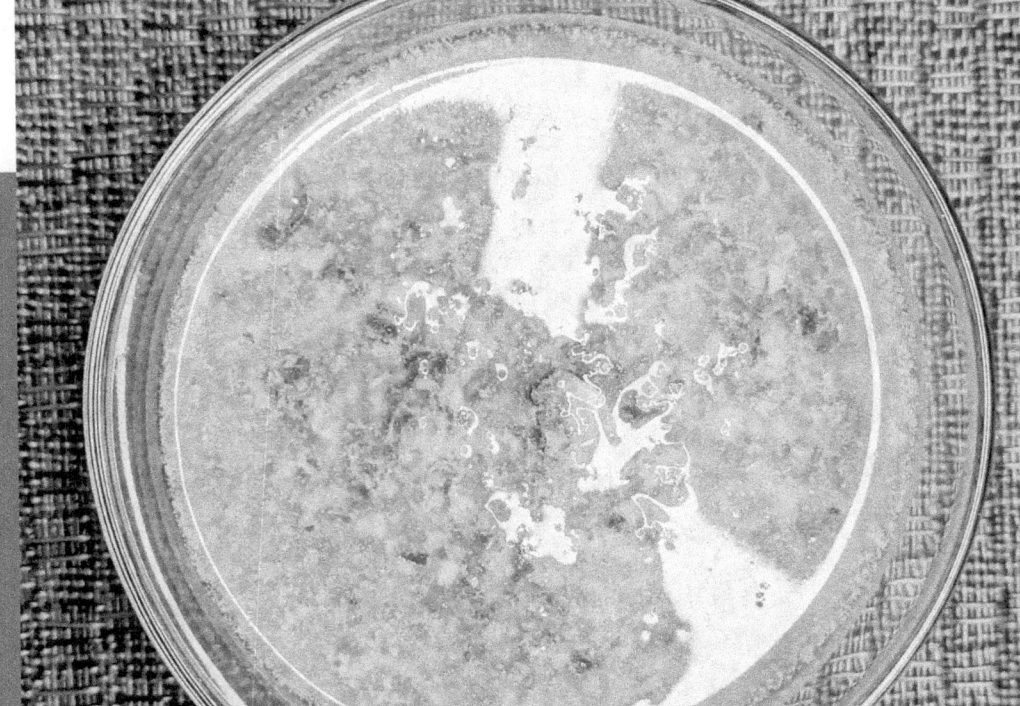

Basilikum-Koriander-Sauce

Vorbereitungszeit: 10 Minuten
Kochzeit: 0 Minuten
Portionen: 6
Schwierigkeitsgrad: 1
Kosten: $$

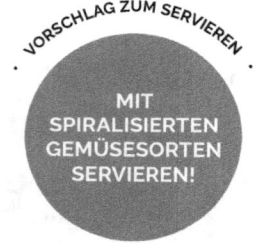

VORSCHLAG ZUM SERVIEREN

MIT SPIRALISIERTEN GEMÜSESORTEN SERVIEREN!

Zutaten:

- ½ Tasse frisches Basilikum
- ½ Tasse frischer Koriander
- 2 Knoblauchzehen, gehackt
- ¼ Tasse Pinienkerne
- ¼ Tasse Nährhefe
- ¼ Tasse Olivenöl
- 1 Teelöffel Meersalz

Zubereitung:

1. Alle Zutaten in einen Mixer oder eine Küchenmaschine geben und zu einer glatten Masse verarbeiten.

2. Bis zum Verzehr im Kühlschrank aufbewahren.

Nährwertangaben:
Kohlenhydrate: 4g
Ballaststoffe: 2g
Netto-Kohlenhydrate: 2g
Eiweiß: 4g
Fett: 13g
Kalorien: 136

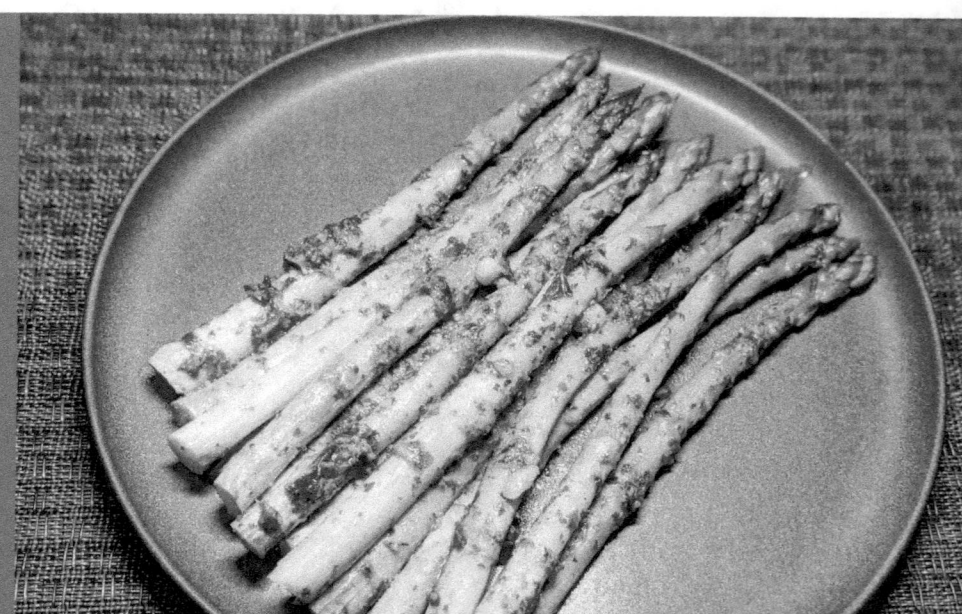

Knoblauch-Kräuter-Möhren

Vorbereitungszeit: 10 Minuten
Kochzeit: 30 Minuten
Portionen: 6
Schwierigkeitsgrad: 1
Kosten: $$

VORSCHLAG ZUM SERVIEREN

ALS BEILAGE ODER ALS GESUNDER SNACK SERVIEREN.

Zutaten:

- 12 große Möhren, gewaschen und der Länge nach halbiert
- 2 Esslöffel Olivenöl
- 1 Knoblauchzehe, gehackt
- 1 Esslöffel frischer Rosmarin, gehackt
- 1 Teelöffel Meersalz
- ¼ Teelöffel schwarzer Pfeffer

Zubereitung:

1. Heizen Sie zunächst den Ofen auf 375 Grad vor und legen Sie ein Backblech mit Pergamentpapier aus.

2. Olivenöl, Knoblauch, Rosmarin, Salz und Pfeffer in eine Rührschüssel geben und verquirlen.

3. Die Karottenhälften auf das Backblech legen und mit der Olivenöl-Kräuter-Mischung beträufeln.

4. 30 Minuten backen oder bis sie weich sind.

5. Viel Spaß!

Nährwertangaben:
Kohlenhydrate: 15g
Ballaststoffe: 4g
Netto-Kohlenhydrate: 11g
Eiweiß: 1g
Fett: 5g
Kalorien: 102

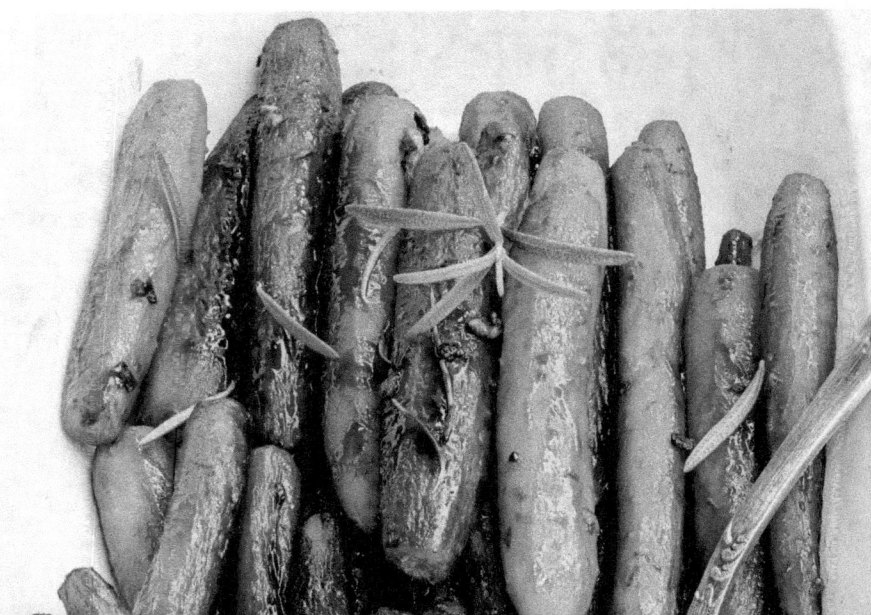

Scharfe Chili-Paste

Vorbereitungszeit: 10 Minuten
Kochzeit: 0 Minuten
Portionen: 18
Schwierigkeitsgrad: 1
Kosten: $$

Zutaten:

- ½ Tasse Olivenöl
- ¼ Tasse Tomatenmark
- 1 Esslöffel rote Chiliflocken
- 1 Teelöffel Zwiebelpulver
- 1 Teelöffel Knoblauchpulver
- 1 Teelöffel Meersalz

Zubereitung:

1. Alle Zutaten in eine Küchenmaschine oder einen Mixer geben und 20-30 Sekunden lang pürieren.

2. Bis zum Verzehr in einem luftdichten Behälter im Kühlschrank aufbewahren.

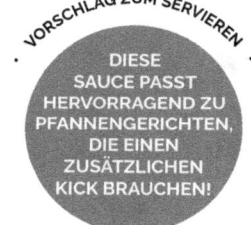

VORSCHLAG ZUM SERVIEREN

DIESE SAUCE PASST HERVORRAGEND ZU PFANNENGERICHTEN, DIE EINEN ZUSÄTZLICHEN KICK BRAUCHEN!

Nährwertangaben:
Kohlenhydrate: 1g
Ballaststoffe: 0g
Netto-Kohlenhydrate: 1g
Eiweiß: 0g
Fett: 6g
Kalorien: 58

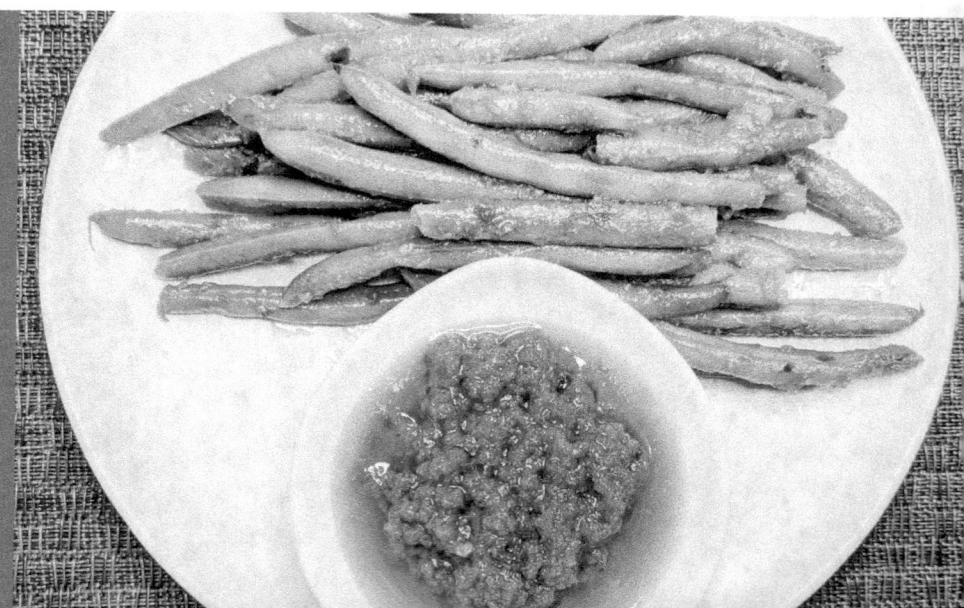

Italienisches Dressing

Vorbereitungszeit: 10 Minuten
Kochzeit: 0 Minuten
Portionen: 10
Schwierigkeitsgrad: 1
Kosten: $$

VORSCHLAG ZUM SERVIEREN

ÜBER
SALATE ODER
ZUCCHINI-NUDELN
TRÄUFELN.

Zutaten:

- 1 Tasse Olivenöl
- ½ Tasse Weißweinessig
- 1 Esslöffel italienisches Gewürz
- 1 Teelöffel Knoblauchpulver
- 1 Teelöffel Oregano
- 1 Teelöffel Meersalz

Zubereitung:

1. Alle Zutaten in ein Gefäß geben und gut schütteln.

2. Bis zum Gebrauch im Kühlschrank aufbewahren und vor dem Servieren gut schütteln!

Nährwertangaben:
Kohlenhydrate: 1g
Ballaststoffe: 0g
Netto-Kohlenhydrate: 1g
Eiweiß: 0g
Fett: 21g
Kalorien: 181

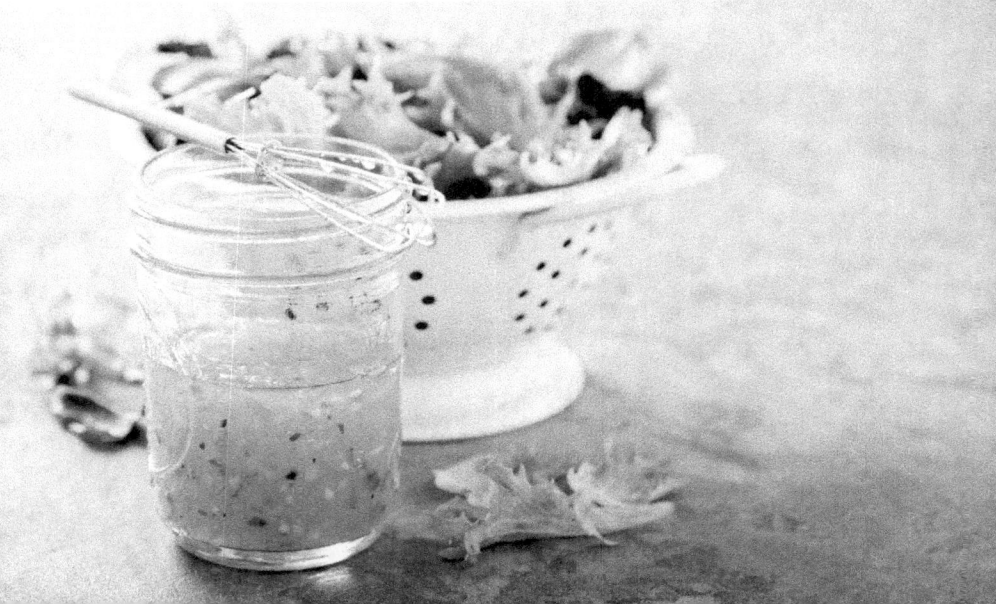

Zitronen-Senf-Vinaigrette

Vorbereitungszeit: 10 Minuten
Kochzeit: 0 Minuten
Portionen: 10
Schwierigkeitsgrad: 1
Kosten: $$

Zutaten:

- 1 Tasse Olivenöl
- ¼ Tasse frisch gepresster Zitronensaft
- 2 Esslöffel Dijon-Senf
- 1 Teelöffel Knoblauchpulver
- 1 Teelöffel Meersalz
-

Zubereitung:

1. Alle Zutaten in ein Gefäß geben und gut schütteln.

2. Bis zum Gebrauch im Kühlschrank aufbewahren und vor dem Servieren gut schütteln!

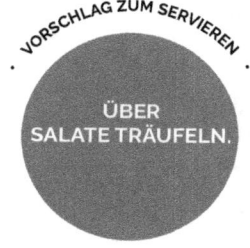

VORSCHLAG ZUM SERVIEREN

ÜBER SALATE TRÄUFELN.

Nährwertangaben:
Kohlenhydrate: 1g
Ballaststoffe: 0g
Netto-Kohlenhydrate: 1g
Eiweiß: 0g
Fett: 20g
Kalorien: 177

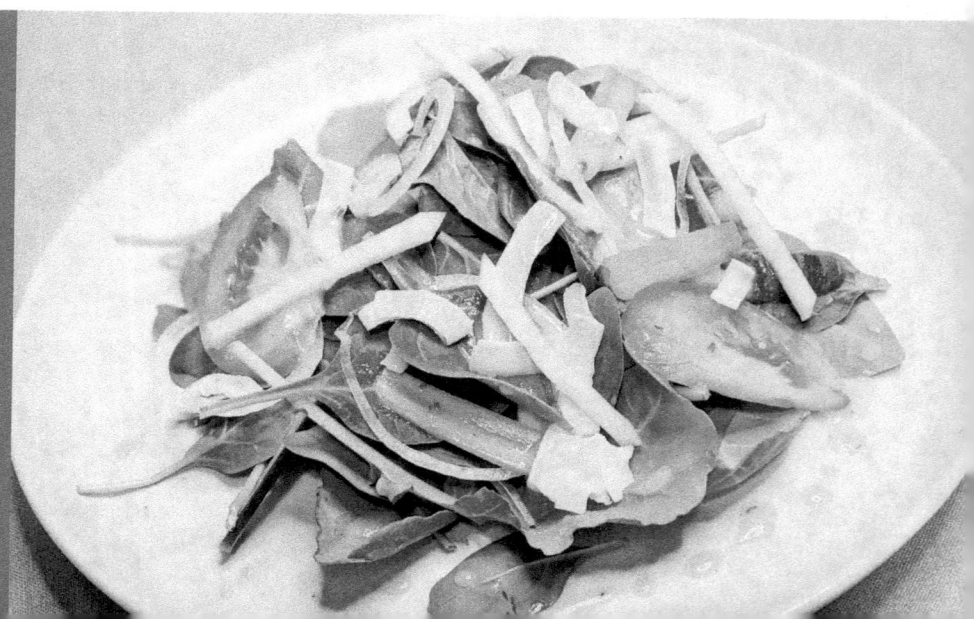

Gemüsekasserolle

Vorbereitungszeit: 10 Minuten
Kochzeit: 20 Minuten
Portionen: 6
Schwierigkeitsgrad: 1
Kosten: $$

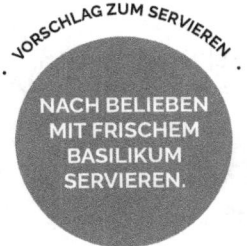

VORSCHLAG ZUM SERVIEREN

NACH BELIEBEN MIT FRISCHEM BASILIKUM SERVIEREN.

Zutaten:

- 1 Zucchini, in Viertel geschnitten
- 1 rote Paprika, entkernt und in Scheiben geschnitten
- 1 Aubergine, in Viertel geschnitten
- 1 gelbe Zwiebel, gewürfelt
- 1 Knoblauchzehe, gehackt
- 3 Esslöffel Olivenöl
- 1 Esslöffel italienisches Gewürz
- Meersalz und Pfeffer nach Geschmack
- Kokosnussöl zum Einfetten

Zubereitung:

1. Heizen Sie zunächst den Ofen auf 350 Grad vor und fetten Sie eine Auflaufform mit Kokosöl ein.

2. Das gesamte Gemüse in eine große Schüssel geben, mit Olivenöl beträufeln und mit den italienischen Gewürzen, Salz und Pfeffer abschmecken. Gut umrühren.

3. Das Gemüse in die Auflaufform geben und 20 Minuten backen, bis das Gemüse weich ist.

4. Viel Spaß!

Nährwertangaben:
Kohlenhydrate: 9g
Ballaststoffe: 4g
Netto-Kohlenhydrate: 5g
Eiweiß: 2g
Fett: 8g
Kalorien: 106

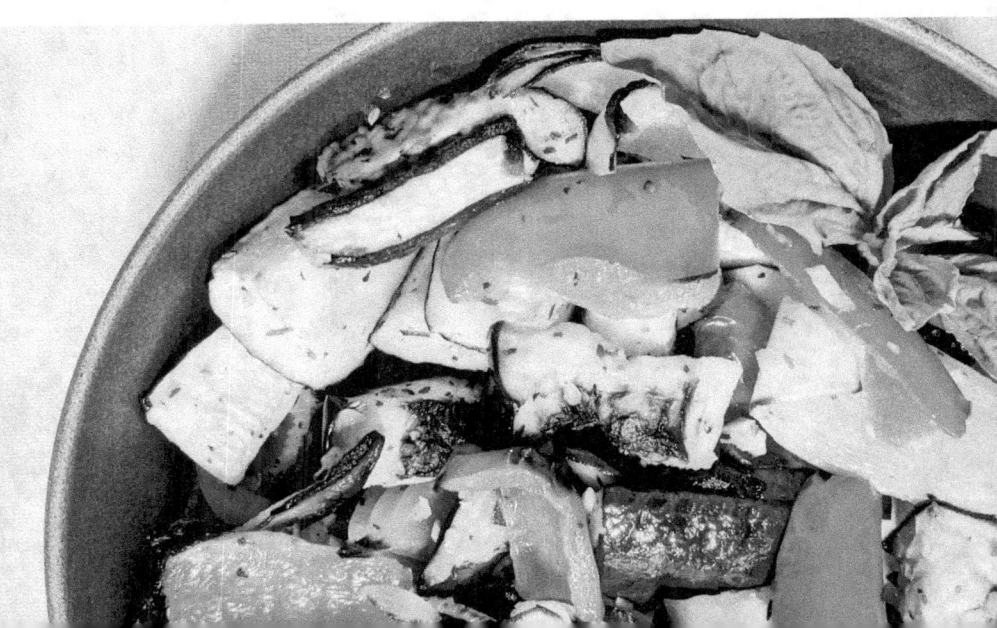

Gebratene Champignons mit Balsamico

Vorbereitungszeit: 10 Minuten
Kochzeit: 15-20 Minuten
Portionen: 4
Schwierigkeitsgrad: 1
Kosten: $$

Zutaten:

- 2 Tassen Champignons
- 2 Esslöffel Olivenöl
- 3 Esslöffel Balsamico-Essig
- 1 Teelöffel Knoblauchpulver
- Meersalz nach Geschmack

Zubereitung:

1. Heizen Sie zunächst den Ofen auf 375 Grad vor und legen Sie ein Backblech mit Pergamentpapier aus.

2. Die Pilze mit allen Zutaten in eine große Schüssel geben und gut durchschwenken, sodass die Pilze mit dem Öl und den Gewürzen bedeckt sind.

3. Auf das Backblech geben und 15-20 Minuten backen, dabei die Pilze nach der Hälfte der Zeit umdrehen.

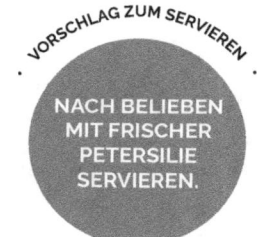

VORSCHLAG ZUM SERVIEREN

NACH BELIEBEN MIT FRISCHER PETERSILIE SERVIEREN.

Nährwertangaben:
Kohlenhydrate: 2g
Ballaststoffe: 0g
Netto-Kohlenhydrate: 2g
Eiweiß: 1g
Fett: 7g
Kalorien: 72

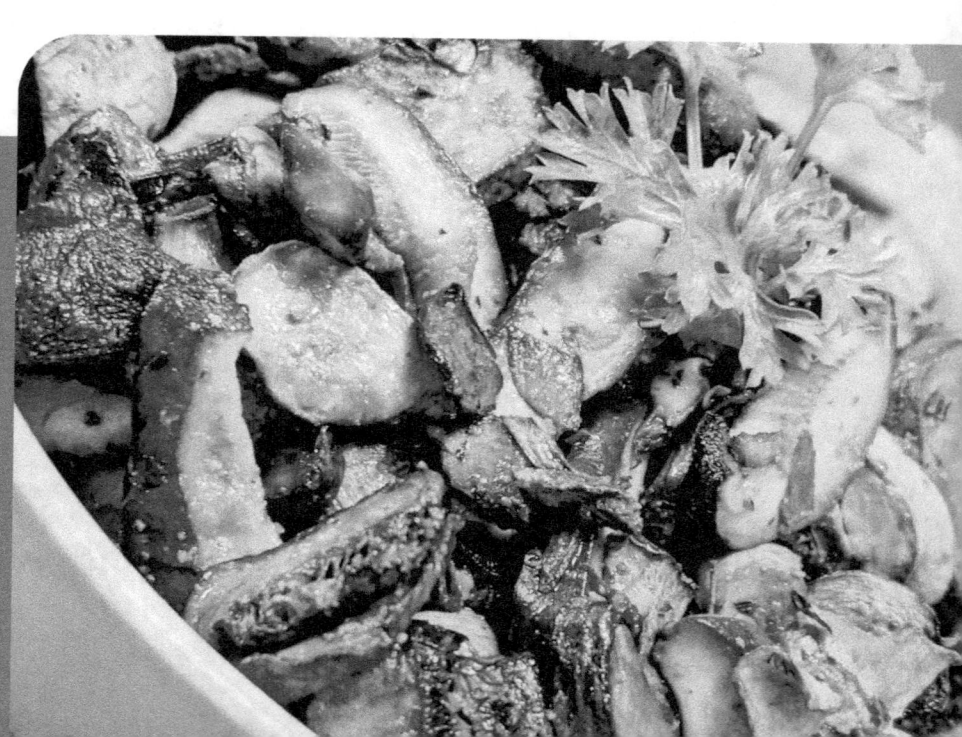

Abendessen

Pfeffer-Zwiebel-Rindfleischsuppe

Vorbereitungszeit: 10 Minuten
Kochzeit: 4-5 Stunden
Portionen: 4
Schwierigkeitsgrad: 1
Kosten: $$

Zutaten:

- 1 Pfund mageres Rindfleisch in Würfeln
- 4 Tassen natriumreduzierte Rinderbrühe
- 1 (14,5 oz.) Dose zerdrückte Tomaten
- 1 rote Paprika, in Scheiben geschnitten
- 1 gelbe Zwiebel, gewürfelt
- 3 Knoblauchzehen, gehackt
- ½ Tasse Karotten, in Scheiben geschnitten
- 1 Zucchini, in Scheiben geschnitten
- Salz und Pfeffer nach Belieben

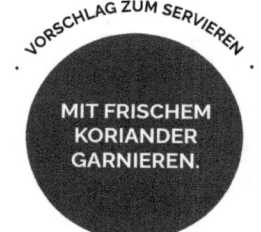

VORSCHLAG ZUM SERVIEREN

MIT FRISCHEM KORIANDER GARNIEREN.

Zubereitung:

1. Alle Zutaten in den Boden des Langsamkochers geben.

2. Auf niedriger Stufe 4-5 Stunden kochen.

Nährwertangaben:
Kohlenhydrate: 9g
Ballaststoffe: 2g
Netto-Kohlenhydrate: 7g
Eiweiß: 17g
Fett: 13g
Kalorien: 222

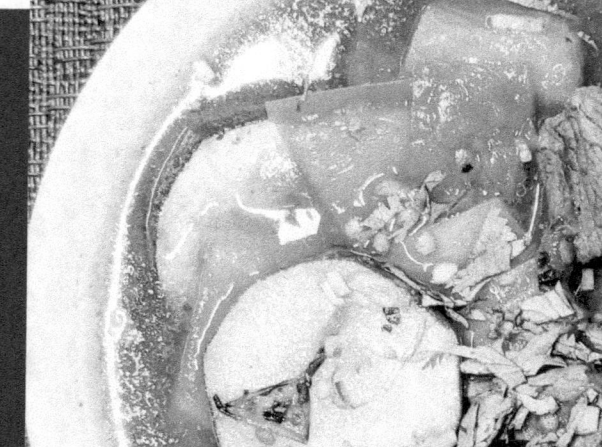

Rindfleischeintopf mit Knoblauch

Vorbereitungszeit: 10 Minuten
Kochzeit: 4-6 Stunden
Portionen: 6
Schwierigkeitsgrad: 1
Kosten: $$

Zutaten:

- 2 lb. Rindergulasch, in Würfel geschnitten
- ½ Tasse Karotten, in Scheiben geschnitten
- ½ Tasse gefrorene Erbsen
- 1 kleine weiße Zwiebel, gewürfelt
- 2 grüne Zwiebeln, in dünne Scheiben geschnitten
- 4 Knoblauchzehen, gehackt
- ½ Teelöffel Meersalz
- ½ Teelöffel schwarzer Pfeffer
- 1 ½ Tassen natriumreduzierte Rinderbrühe
- 1 Teelöffel Worcestershire-Sauce

Zubereitung:

1. Zuerst das gewürfelte Rindfleisch in den Boden des Langsamkochers geben und dann das Gemüse darauf verteilen.

2. Die Rinderbrühe hineingießen und 4-6 Stunden auf höchster Stufe kochen.

VORSCHLAG ZUM SERVIEREN

MIT GEDÜNSTETEM GEMÜSE WIE ROSENKOHL ODER BLUMENKOHL ALS BEILAGE SERVIEREN.

Nährwertangaben:
Kohlenhydrate: 5g
Ballaststoffe: 1g
Netto-Kohlenhydrate: 4g
Eiweiß: 28g
Fett: 25g
Kalorien: 362

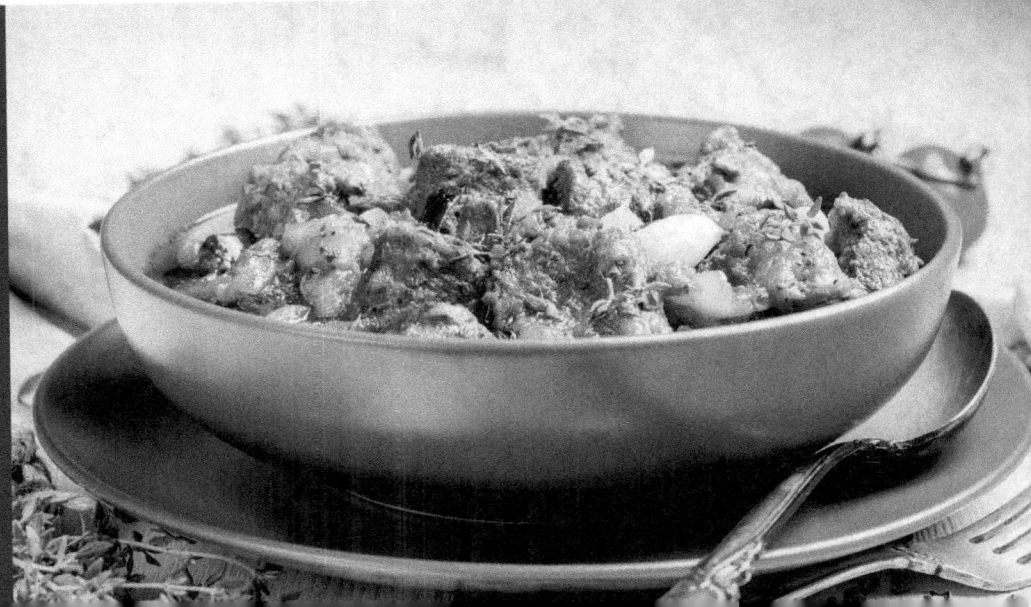

Ganzes Hähnchen mit Zitrone und Kräutern

Vorbereitungszeit: 10 Minuten
Kochzeit: 4-6 Stunden
Portionen: 6
Schwierigkeitsgrad: 1
Kosten: $$

Zutaten:

- 1 ganzes (4 lb.) Huhn
- 2 Zitronenscheiben, in Scheiben geschnitten
- 4 Knoblauchzehen, gehackt
- 2 Zweige Rosmarin
- 1 Teelöffel getrockneter Thymian
- 1 Teelöffel Zwiebelpulver
- ¼ Teelöffel schwarzer Pfeffer
- 1 Teelöffel Salz

Zubereitung:

1. Zunächst Thymian, Zwiebelpulver, Salz und Pfeffer in einer kleinen Schüssel verrühren.

2. Das ganze Huhn mit den Gewürzen einreiben und zusammen mit dem Knoblauch, den Zitronenspalten und den Rosmarinzweigen in den Langsamkocher geben.

3. Auf niedriger Stufe 4-6 Stunden kochen oder bis der Saft klar ist.

4. Vor dem Servieren die Rosmarinzweige und Zitronenspalten entfernen.

VORSCHLAG ZUM SERVIEREN
VOR DEM SERVIEREN NOCH ETWAS ZITRONENSAFT ÜBER DAS HÄHNCHEN TRÄUFELN, UM ES NOCH PIKANTER ZU MACHEN, UND MIT GEMÜSE NACH WAHL SERVIEREN.

Nährwertangaben:
Kohlenhydrate: 1g
Ballaststoffe: 0g
Netto-Kohlenhydrate: 1g
Eiweiß: 34g
Fett: 31g
Kalorien: 428

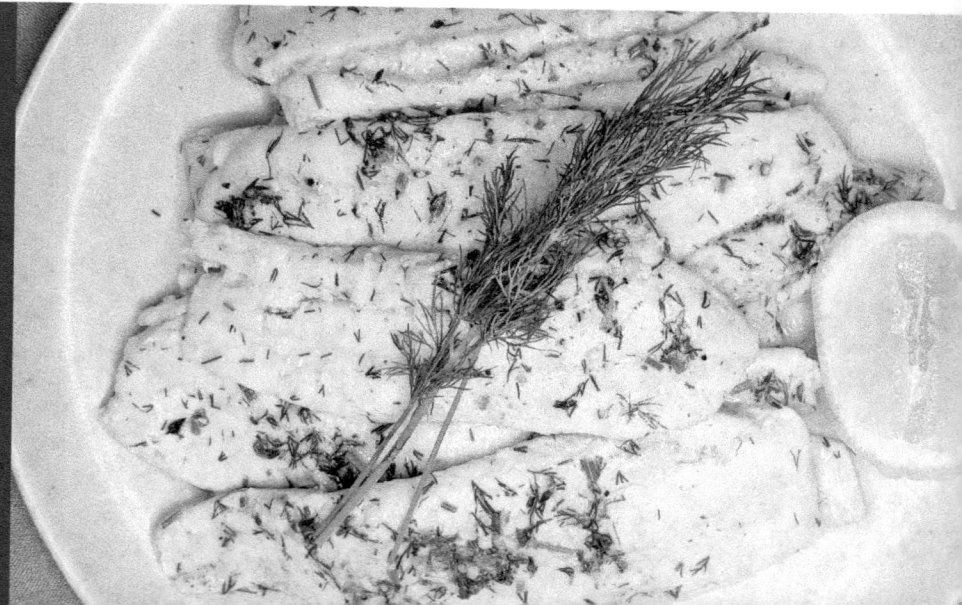

Curry-Erdnuss-Huhn

Vorbereitungszeit: 10 Minuten
Kochzeit: 5 ½ - 6 Stunden
Portionen: 4
Schwierigkeitsgrad: 1
Kosten: $$

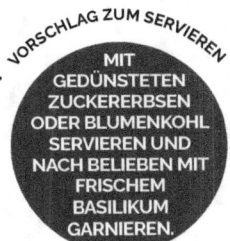

VORSCHLAG ZUM SERVIEREN

MIT GEDÜNSTETEN ZUCKERERBSEN ODER BLUMENKOHL SERVIEREN UND NACH BELIEBEN MIT FRISCHEM BASILIKUM GARNIEREN.

Zutaten:

- 4 Hühnerbrüste ohne Knochen und ohne Haut, in Würfel geschnitten
- 1 Tasse ungesüßte Kokosnussmilch (Vollfett)
- 1 Teelöffel Currypulver
- 1 Teelöffel Currypaste
- 2 Esslöffel Erdnussbutter
- 2 Esslöffel Kokosnuss-Aminos
- 1 gelbe Zwiebel, gewürfelt
- 1 rote Paprika, in Scheiben geschnitten
- Scharfe rote Chilischote, gehackt zum Garnieren

Zubereitung:

1. Zunächst die Kokosmilch, die Currypaste, das Currypulver, die Erdnussbutter und die Kokosnussaminos im Boden des Langsamkochers verquirlen.

2. Dann die restlichen Zutaten hinzufügen und 5 ½-6 Stunden auf höchster Stufe kochen.

3. Mit würzigem rotem Pfeffer garnieren.

Nährwertangaben:
Kohlenhydrate: 9g
Ballaststoffe: 3g
Netto-Kohlenhydrate: 6g
Eiweiß: 31g
Fett: 22g
Kalorien: 348

Hackfleisch mit Kokosnussmehltortillas

Vorbereitungszeit: 15 Minuten
Kochzeit: 15 Minuten
Portionen: 4
Schwierigkeitsgrad: 1
Kosten: $$

Zutaten:

Kokosnussmehl-Tortilla Zutaten:
- ¼ Tasse Kokosnussmehl, gesiebt
- 2 Eier
- ½ Tasse ungesüße Vollfett-Kokosnussmilch
- 1 Esslöffel Kokosnussöl zum Kochen

Hackfleisch-Füllung Zutaten:
- 1 lb. Rinderhackfleisch
- 4 Esslöffel Tomatenmark
- 1 Teelöffel Kreuzkümmel
- 1 Teelöffel Paprika
- ½ Teelöffel schwarze Pfefferkörner, gemahlen
- ½ Teelöffel Salz
- 1 Esslöffel Kokosnussöl

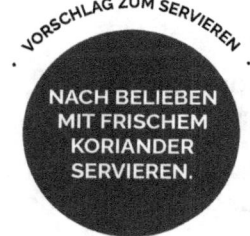

VORSCHLAG ZUM SERVIEREN

NACH BELIEBEN MIT FRISCHEM KORIANDER SERVIEREN.

Zubereitung:

1. Alle Zutaten für die Kokosnusstortillas in einer großen Schüssel verquirlen. Den Teig vor dem Backen 5 Minuten ruhen lassen.

2. Während der Teig ruht, erhitzen Sie das Kokosöl in einer großen Pfanne bei niedriger bis mittlerer Hitze. Ein Viertel des Teigs in die Pfanne geben und 1-2 Minuten auf jeder Seite braten, bis die Seiten anfangen, braun zu werden. Wiederholen Sie diesen Schritt mit der restlichen Mischung.

3. Eine große Bratpfanne mit Papiertüchern auswischen und bei mittlerer Hitze mit dem Kokosöl aus den Zutaten für die Hackfleischfüllung erhitzen.

4. Das Hackfleisch, das Tomatenmark und die Gewürze in die Pfanne geben und vermengen.

5. 7-10 Minuten kochen, bis das Hackfleisch durchgebraten ist.

6. In 4 Portionen aufteilen und mit einer Kokosnusstortilla servieren.

Nährwertangaben:
Kohlenhydrate: 10g
Ballaststoffe: 4g
Netto-Kohlenhydrate: 6g
Eiweiß: 22g
Fett: 29g
Kalorien: 378

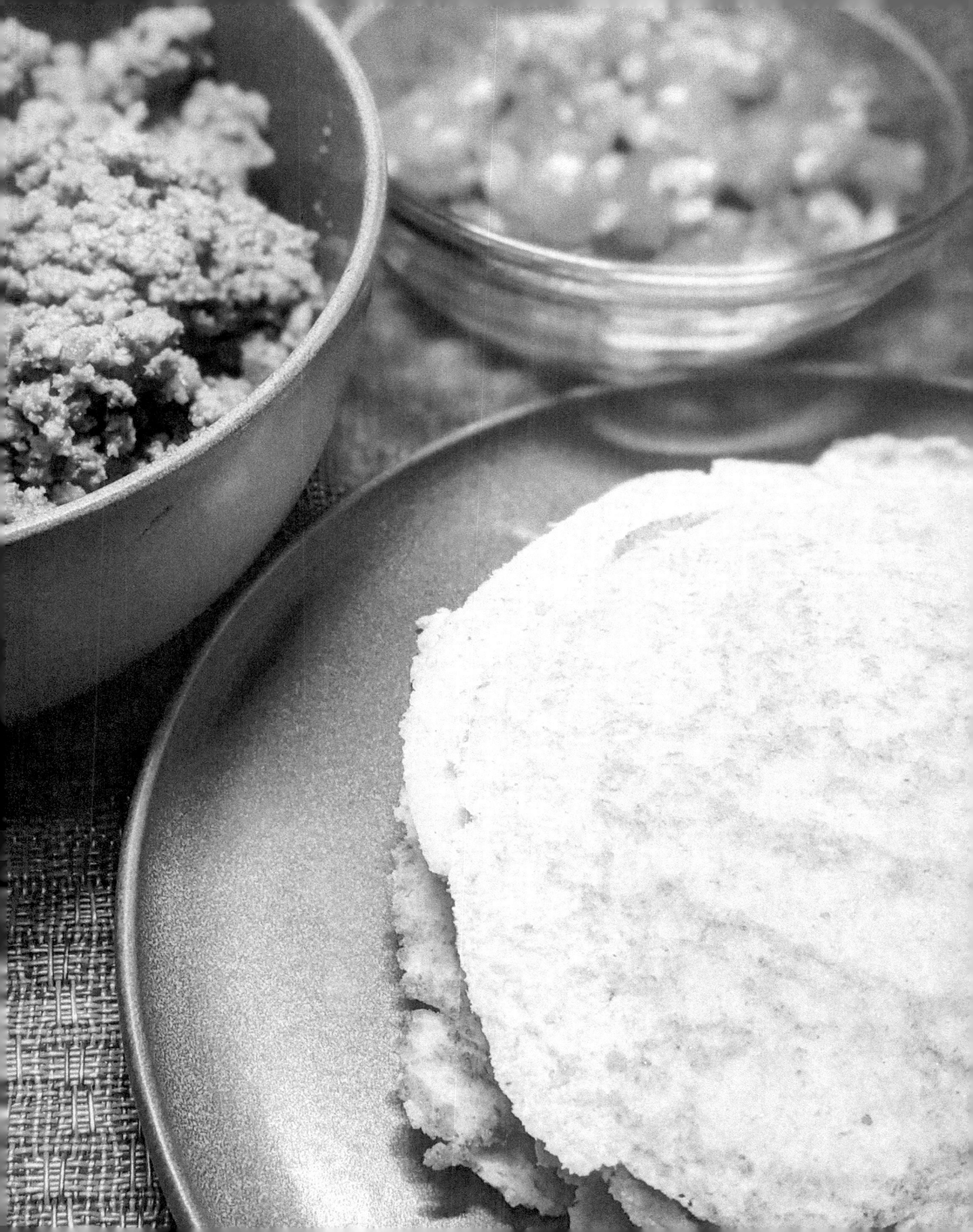

Hühnergericht mit grünen Bohnen und Kräutern

Vorbereitungszeit: 15 Minuten
Kochzeit: 25-30 Minuten
Portionen: 3
Schwierigkeitsgrad: 1
Kosten: $$

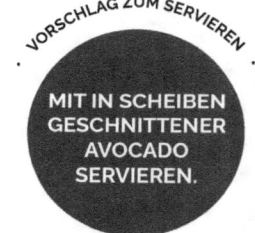

VORSCHLAG ZUM SERVIEREN

MIT IN SCHEIBEN GESCHNITTENER AVOCADO SERVIEREN.

Zutaten:

- 2 ganze Hühnerbrüste
- 1 Tasse grüne Bohnen, geputzt
- 8 Kirschtomaten, halbiert
- 2 Esslöffel Olivenöl
- 1 Esslöffel italienisches Gewürz
- 1 Teelöffel Salz
- 1 Teelöffel schwarzer Pfeffer

Zubereitung:

1. Eine große Pfanne mit dem Olivenöl bei mittlerer Hitze vorheizen.

2. Das Hähnchen mit den italienischen Gewürzen, Salz und Pfeffer würzen.

3. Das Hähnchen in die Pfanne geben und auf jeder Seite etwa 10 Minuten braten, bis es gar ist.

4. Dann die grünen Bohnen und die Tomaten hinzufügen und weitere 5-7 Minuten kochen.

5. Sofort genießen.

Nährwertangaben:
Kohlenhydrate: 6g
Ballaststoffe: 2g
Netto-Kohlenhydrate: 4g
Eiweiß: 19g
Fett: 11g
Kalorien: 196

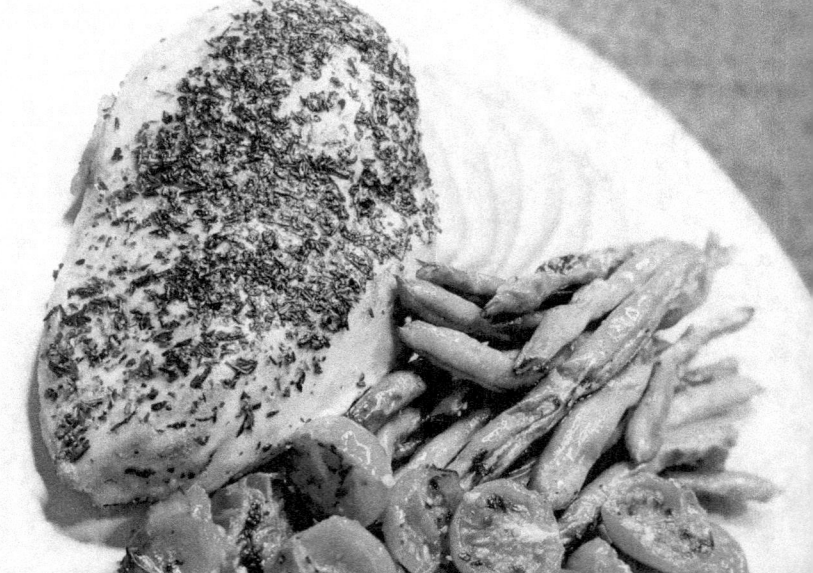

Lammkoteletts mit Knoblauch und Thymian

Vorbereitungszeit: 15 Minuten
Kochzeit: 20-25 Minuten
Portionen: 6
Schwierigkeitsgrad: 1
Kosten: $$

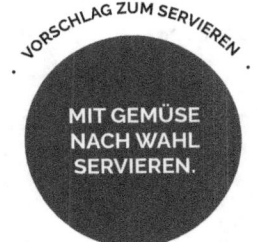

VORSCHLAG ZUM SERVIEREN

MIT GEMÜSE NACH WAHL SERVIEREN.

Zutaten:

- 6 (4 oz.) Lammkoteletts
- 4 Knoblauchzehen, ganz
- 3 Esslöffel Olivenöl
- 1 Teelöffel gemahlener Thymian
- 2 Zweige Thymian
- 1 Teelöffel Salz
- 1 Teelöffel schwarzer Pfeffer

Zubereitung:

1. Eine große Pfanne mit dem Olivenöl bei mittlerer Hitze vorheizen.

2. Die Lammkoteletts mit Salz, Pfeffer und Thymian würzen.

3. Die Lammkoteletts mit den Thymianzweigen und dem Knoblauch in die Pfanne geben.

4. Etwa 3-4 Minuten auf jeder Seite garen.

5. Sofort genießen.

Nährwertangaben:
Kohlenhydrate: 1g
Ballaststoffe: 0g
Netto-Kohlenhydrate: 1g
Eiweiß: 14g
Fett: 21g
Kalorien: 252

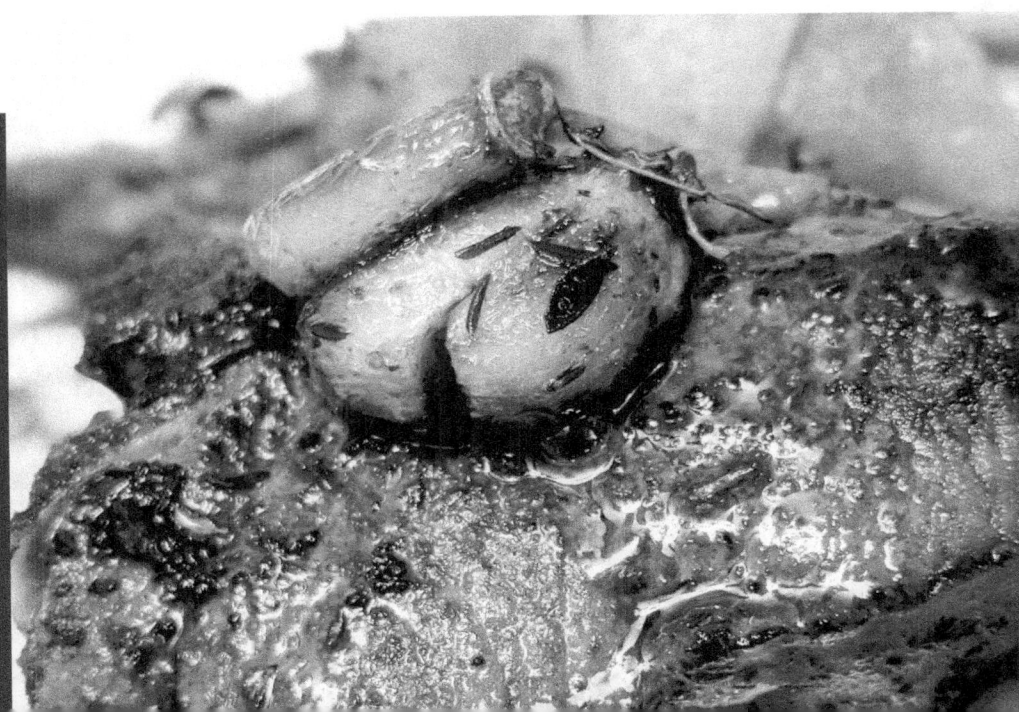

Gebratener Sesam-Tofu

Vorbereitungszeit: 15 Minuten
Kochzeit: 15 Minuten
Portionen: 4
Schwierigkeitsgrad: 1
Kosten: $$

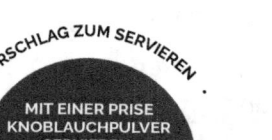

VORSCHLAG ZUM SERVIEREN

MIT EINER PRISE KNOBLAUCHPULVER SERVIEREN, UM DEN KNOBLAUCHGESCHMACK ZU VERSTÄRKEN.

Nährwertangaben:
Kohlenhydrate: 6g
Ballaststoffe: 2g
Netto-Kohlenhydrate: 4g
Eiweiß: 13g
Fett: 14g
Kalorien: 188

Zutaten:

- 1 (14 oz.) Paket extra fester Tofu
- 6 Tassen frischer Spinat
- 3 Knoblauchzehen, gehackt
- ¼ Tasse Kokosnuss-Aminos
- 2 Teelöffel Sesamöl
- 2 Esslöffel Sesamsamen
- 1 Esslöffel Kokosnussöl

Zubereitung:

1. Den Tofublock aus dem Behälter nehmen und pressen (siehe Kochtipps zum Pressen von Tofu). Schneiden Sie den Tofu anschließend in Würfel.

2. Kokosnuss-Amino und Sesamöl in eine Schüssel geben und die Tofuwürfel hinzufügen. Den Tofu 5-10 Minuten lang in der Marinade ziehen lassen.

3. Dann eine große Pfanne mit Kokosöl bei mittlerer Hitze vorheizen. Die Tofuwürfel hineingeben und 7-8 Minuten anbraten, bis sie goldbraun sind.

4. Den Knoblauch und den Spinat hinzufügen. Weitere 3-5 Minuten sautieren oder bis der Spinat verwelkt ist.

5. In eine große Servierschüssel geben und mit Sesam bestreuen.

6. In vier Portionen aufteilen und genießen

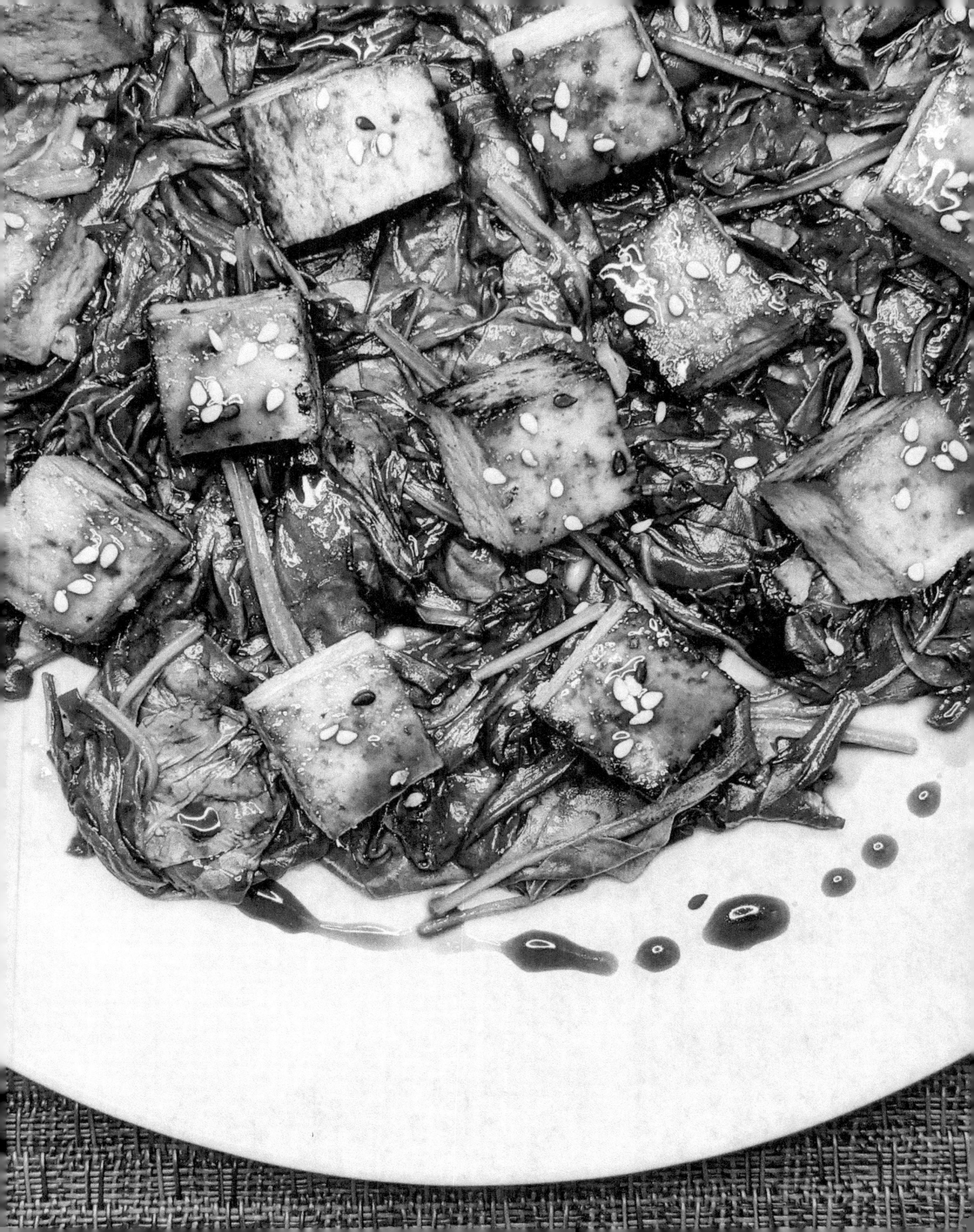

Wildlachs mit Dill

Vorbereitungszeit: 10 Minuten
Kochzeit: 2 Stunden
Portionen: 4
Schwierigkeitsgrad: 1
Kosten: $$$

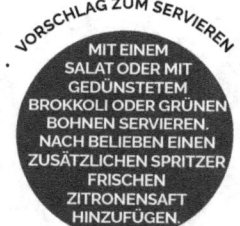

VORSCHLAG ZUM SERVIEREN

MIT EINEM SALAT ODER MIT GEDÜNSTETEM BROKKOLI ODER GRÜNEN BOHNEN SERVIEREN. NACH BELIEBEN EINEN ZUSÄTZLICHEN SPRITZER FRISCHEN ZITRONENSAFT HINZUFÜGEN.

Zutaten:

- 2 Pfund Wildlachs mit Haut
- 2 Tassen Wasser
- 1 Tasse natriumreduzierte Gemüsebrühe
- 1 Zitrone, in dünne Scheiben geschnitten
- 1 Zwiebel, fein gewürfelt
- 3 Zweige Dill
- Salz und Pfeffer nach Belieben

Zubereitung:

1. Geben Sie einfach alle Zutaten in einen Langsamkocher, geben Sie den Lachs in den Boden des Langsamkochers und fügen Sie dann die restlichen Zutaten hinzu.

2. Stunden lang auf höchster Stufe kochen oder bis der Fisch anfängt zu zerfallen.

Nährwertangaben:
Kohlenhydrate: 3g
Ballaststoffe: 1g
Netto-Kohlenhydrate: 2g
Eiweiß: 50g
Fett: 13g
Kalorien: 341

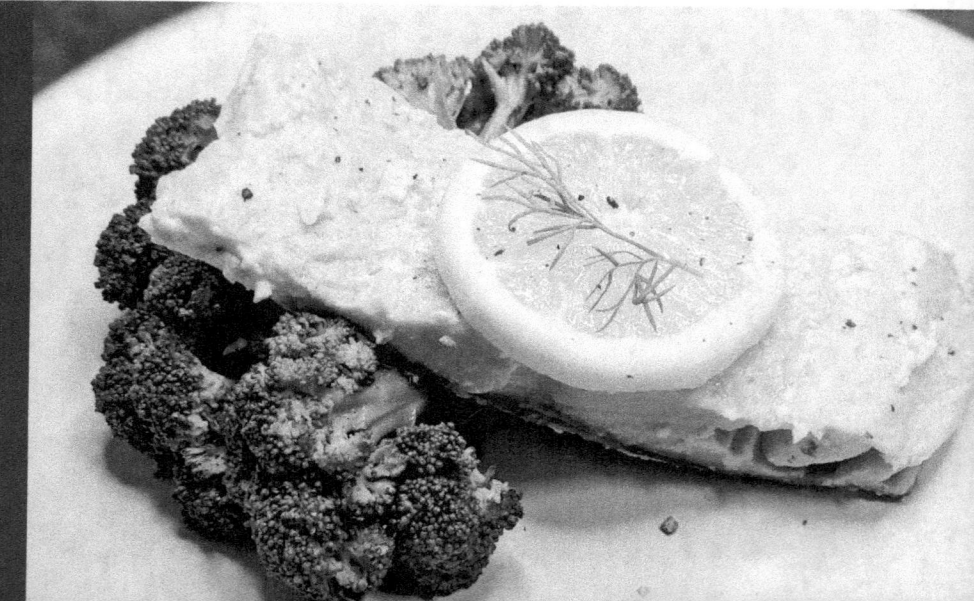

Balsamico-Hackbraten

Vorbereitungszeit: 10 Minuten
Kochzeit: 60 Minuten
Portionen: 6
Schwierigkeitsgrad: 2
Kosten: $$

VORSCHLAG ZUM SERVIEREN

MIT BROKKOLI ODER GEMÜSE IHRER WAHL SERVIEREN!

Zutaten:

- 1 lb. Rinderhackfleisch
- 1 gelbe Zwiebel, fein gewürfelt
- 2 Knoblauchzehen, gehackt
- 2 Esslöffel Tomatenmark
- ¼ Tasse Balsamico-Essig

- (glutenfrei)
- 1 Esslöffel italienisches Gewürz
- 1 Teelöffel Salz
- ½ Teelöffel schwarzer Pfeffer
- Kokosnussöl zum Einfetten

Zubereitung:

1. Heizen Sie zunächst den Ofen auf 350° vor und fetten Sie eine 9 x 5 große Kastenform mit Kokosöl ein.

2. Alle Zutaten in eine große Rührschüssel geben und gut vermischen.

3. Die Mischung in die gefettete Laibform geben und 55-60 Minuten backen, bis der Hackbraten durchgebraten ist.

4. Vor dem Aufschneiden 10 Minuten abkühlen lassen.

Nährwertangaben:
Kohlenhydrate: 4g
Ballaststoffe: 1g
Netto-Kohlenhydrate: 3g
Eiweiß: 24g
Fett: 6g
Kalorien: 163

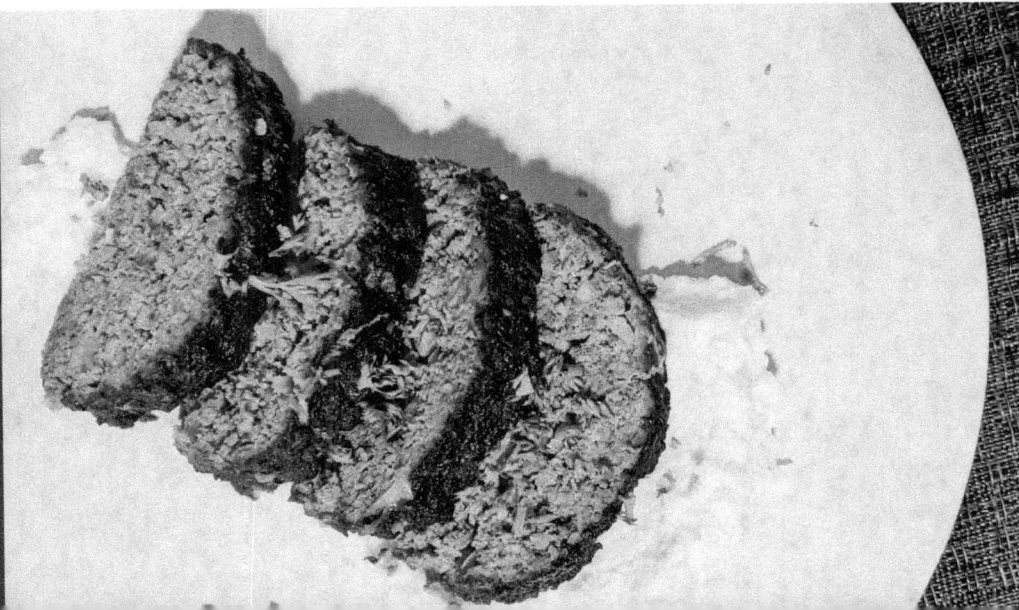

Brathähnchen mit Kräutern

Vorbereitungszeit: 15 Minuten
Kochzeit: 20-25 Minuten
Portionen: 4
Schwierigkeitsgrad: 2
Kosten: $

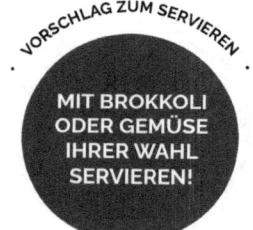

VORSCHLAG ZUM SERVIEREN

MIT BROKKOLI ODER GEMÜSE IHRER WAHL SERVIEREN!

Zutaten:

- 4 Hühnerbrüste ohne Knochen und ohne Haut
- 1 Ei
- ½ Tasse Mandelmehl
- ½ Teelöffel Zwiebelpulver
- 1 Teelöffel Knoblauchpulver
- 1 Esslöffel italienisches Gewürz
- ½ Teelöffel Paprika
- 1 Teelöffel Salz
- Kokosnussöl zum Einfetten

Zubereitung:

1. Heizen Sie zunächst den Ofen auf 350° vor und fetten Sie eine Auflaufform mit Kokosöl ein.

2. Das Ei in eine kleine Schüssel geben und dann das Mandelmehl mit den Gewürzen in eine andere Schüssel geben.

3. Die Hähnchenbrüste beidseitig in die Eimischung tauchen und dann in die Mandelmehlmischung, ebenfalls beidseitig.

4. Die Hähnchenbrüste in die Auflaufform geben und 20-25 Minuten backen, bis das Huhn in der Mitte nicht mehr rosa ist. Das Hähnchen nach der Hälfte der Zeit wenden.

Nährwertangaben:
Kohlenhydrate: 2g
Ballaststoffe: 1g
Netto-Kohlenhydrate: 1g
Eiweiß: 45g
Fett: 15g
Kalorien: 328

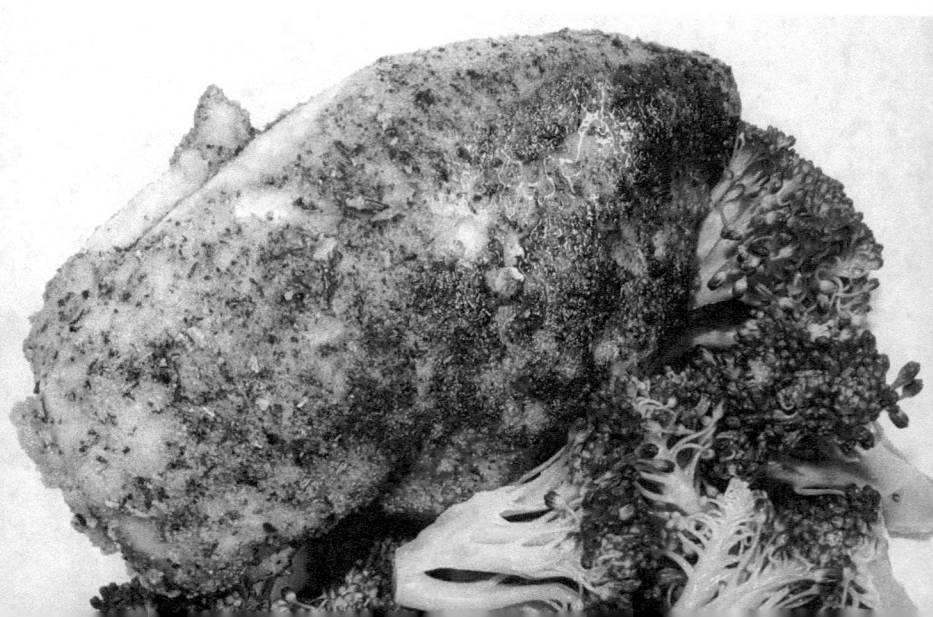

Karibisches Huhn

Vorbereitungszeit: 10 Minuten
Kochzeit: 20 Minuten
Portionen: 4
Schwierigkeitsgrad: 2
Kosten: $$

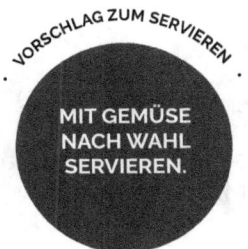

VORSCHLAG ZUM SERVIEREN

MIT GEMÜSE NACH WAHL SERVIEREN.

Zutaten:

- 4 Hühnerbrüste (mit Knochen und Haut)
- 1 rote Zwiebel, geschält und gewürfelt
- 4 Esslöffel geschmolzenes Kokosnussöl
- 1 Esslöffel Sojasauce
- 1 Esslöffel Limettenschale
- 2 Teelöffel gemahlener Ingwer
- 1 Esslöffel Jalapeño-Schote, entkernt und gehackt
- Saft von 1 Limette
- 1 Limette, in Spalten geschnitten, zum Servieren (optional)

Zubereitung:

1. Alle Zutaten außer den Hühnerbrüsten in einer Küchenmaschine pürieren.

2. Die Marinade in eine Schüssel geben und die Hähnchenbrüste hinzufügen. Vor der Zubereitung mindestens 2 Stunden im Kühlschrank marinieren lassen.

3. Nachdem das Huhn mariniert ist, heizen Sie den Grill an und grillen Sie jede Seite des Huhns etwa 10 Minuten lang oder bis das Huhn durchgebraten ist.

4. Nach Belieben mit einer frischen Limettenspalte servieren.

Nährwertangaben:
Kohlenhydrate: 3g
Ballaststoffe: 0g
Netto-Kohlenhydrate: 3g
Eiweiß: 27g
Fett: 17g
Kalorien: 268

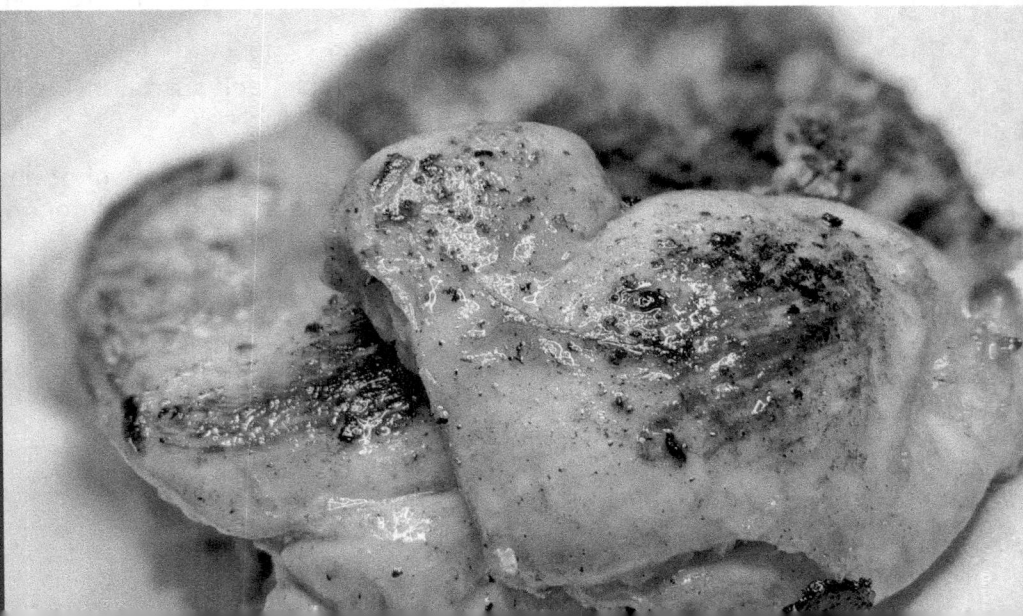

Jamaikanische Pastetchen

Vorbereitungszeit: 20 Minuten

Kochzeit: 30 Minuten

Portionen: 2

Schwierigkeitsgrad: 2

Kosten: $$

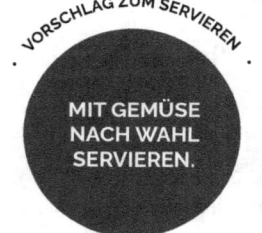

VORSCHLAG ZUM SERVIEREN

MIT GEMÜSE NACH WAHL SERVIEREN.

Nährwertangaben:

Kohlenhydrate: 13g

Ballaststoffe: 2g

Netto-Kohlenhydrate: 11g

Eiweiß: 14g

Fett: 23g

Kalorien: 307

Zutaten:

- 2 Eier
- ½ Tasse Kokosnussmilch
- 2 Esslöffel Kokosnussöl
- ½ Tasse Kokosnussmehl
- ½ Teelöffel Backpulver
- 1 Teelöffel Kurkuma
- ½ Pfund Rinderhackfleisch
- ½ Zwiebel, geschält und gewürfelt
- 1 Prise Kreuzkümmel
- 1 Prise Salz und gemahlener schwarzer Pfeffer
- 1 Jalapeño-Paprika, entkernt und gewürfelt

Zubereitung:

1. Die Milch und die Eier verquirlen, bis sie sich gut verbinden.

2. Kokosöl und Kokosfett hinzufügen und verquirlen. Kurkuma, Salz und schwarzen Pfeffer hinzugeben. Mischen, bis die Masse glatt ist.

3. Die Zwiebel in einer Pfanne mit dem Rinderhackfleisch, dem Kreuzkümmel und der gehackten Jalapeño-Paprika anbraten. Kochen, bis das Fleisch nicht mehr rosa ist.

4. Heizen Sie Ihren Ofen auf 350 Grad vor und legen Sie ein Backblech mit Pergamentpapier aus.

5. Aus dem Teig 4 Kugeln formen und den Teig auf dem Backblech flach ausrollen. Die Rindfleischmischung auf zwei Teigstücke geben.

6. Legen Sie ein Teigstück über das andere, sodass 2 große jamaikanische Patties entstehen, und drücken Sie die Ränder fest zusammen.

7. 30 Minuten lang backen.

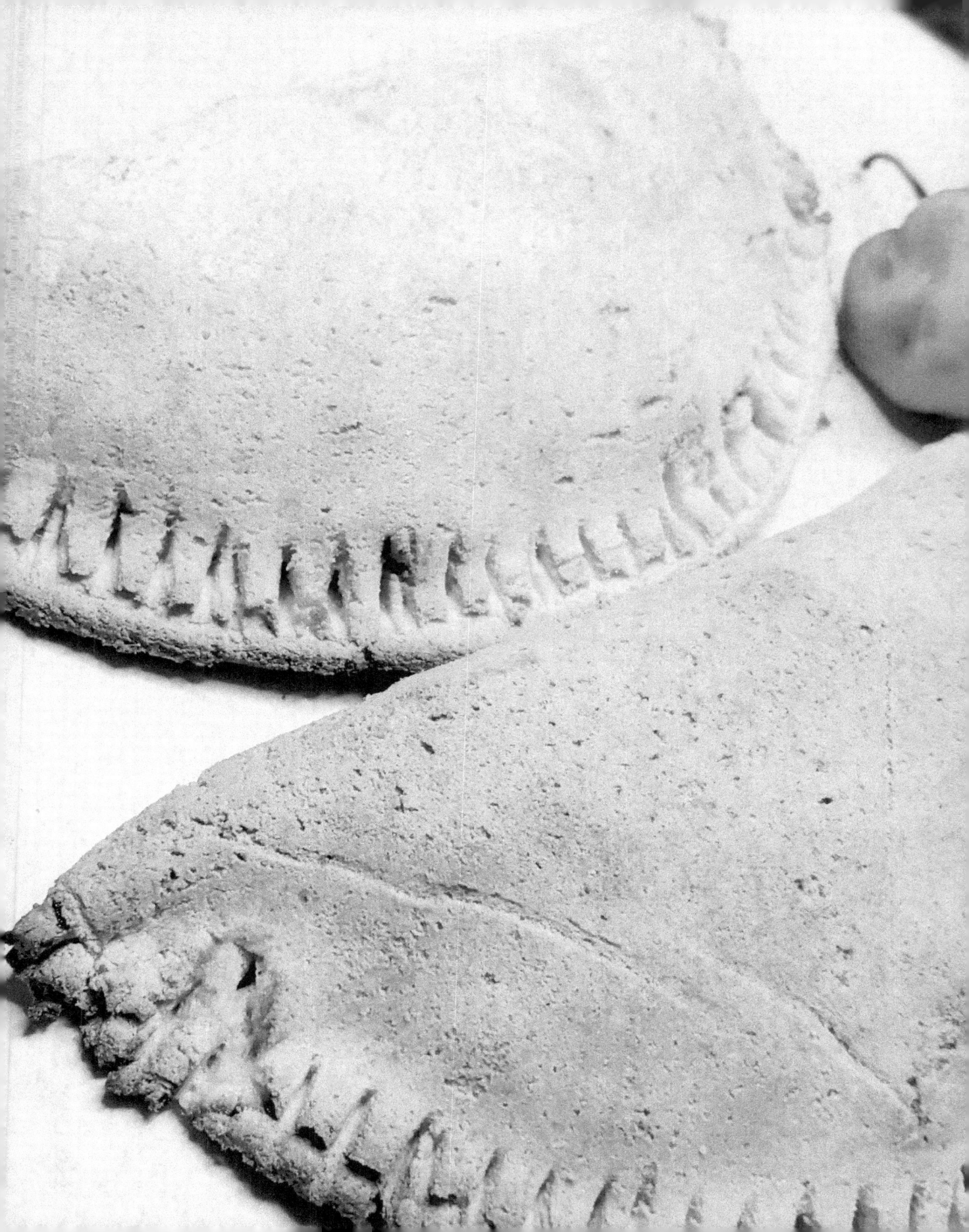

Geschwärzter Lachs

Vorbereitungszeit: 20 Minuten
Kochzeit: 25 Minuten
Portionen: 2
Schwierigkeitsgrad: 2
Kosten: $$$

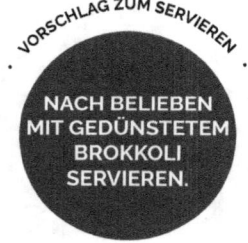

VORSCHLAG ZUM SERVIEREN

NACH BELIEBEN MIT GEDÜNSTETEM BROKKOLI SERVIEREN.

Zutaten:

- 2 Lachsfilets
- 1 Avocado
- 1 Esslöffel Mayonnaise
- 1 Esslöffel Schwärzungsgewürz
- 1 Tasse Kopfsalat
- 1 Prise Meersalz

Zubereitung:

1. Die Avocado zerdrücken und die Mayonnaise dazugeben und verrühren, bis alles gut vermischt ist.

2. Heizen Sie den Grill vor.

3. Während der Grill aufheizt, beide Seiten der Lachsfilets mit den Gewürzen einreiben und auf den Grill legen. Etwa 5 Minuten pro Seite grillen oder bis sie gar sind.

4. Auf dem Salat anrichten und mit der Avocadosauce garnieren.

Nährwertangaben:
Kohlenhydrate: 4g
Ballaststoffe: 3g
Netto-Kohlenhydrate: 1g
Eiweiß: 51g
Fett: 38g
Kalorien: 568

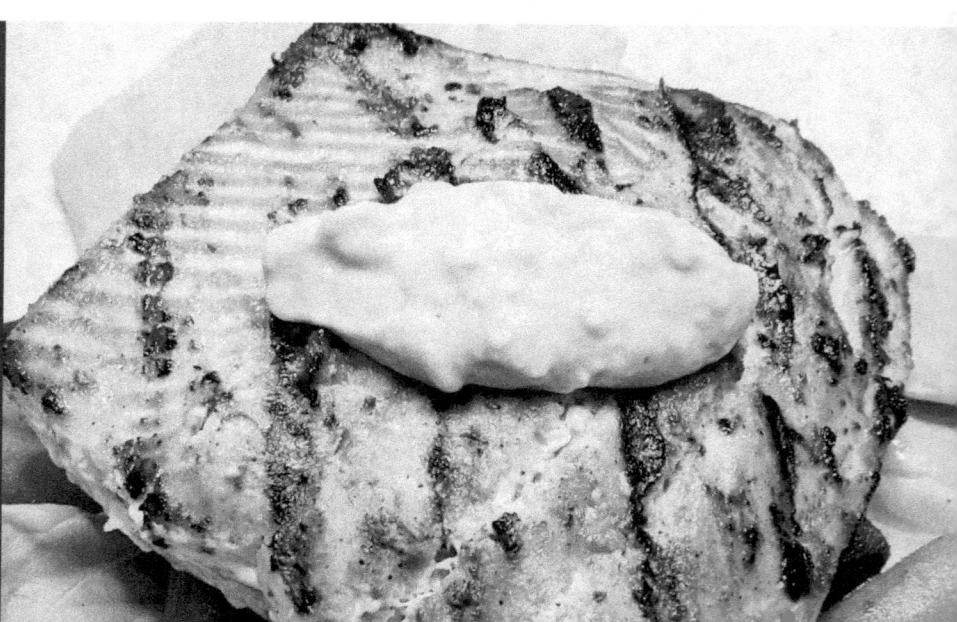

Thai-Hühnersuppe

Vorbereitungszeit: 10 Minuten
Kochzeit: 30 Minuten
Portionen: 4
Schwierigkeitsgrad: 2
Kosten: $$

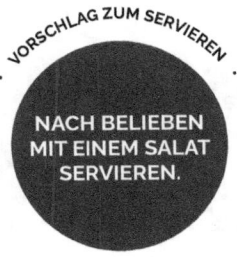

VORSCHLAG ZUM SERVIEREN

NACH BELIEBEN MIT EINEM SALAT SERVIEREN.

Zutaten:

- 2 Hühnerbrüste, in dünne Scheiben geschn tten
- 1 (15-Unzen) Dose Kokosnussmilch
- 1 Zwiebel, geschält und gewürfelt
- 3 Knoblauchzehen, geschält und gehackt
- 6 Tassen Hühnerbrühe
- 2 Esslöffel grüne Currypaste
- 1 Esslöffel Fischsauce
- 2 Möhren, geschält und in Halbmonde geschnitten
- 1 Zucchini, in Scheiben geschnitten
- Eine Prise Meersalz
- 1 Esslöffel Olivenöl

Zubereitung:

1. Einen großen Suppentopf bei mittlerer Hitze erhitzen und das Olivenöl hinzufügen. Die Zwiebel 2 bis 4 Minuten lang andünsten. Den Knoblauch hinzufügen und eine weitere Minute anbraten.

2. Die restlichen Zutaten hinzufügen und zum Kochen bringen.

3. 20 bis 25 Minuten köcheln lassen, bis das Huhn durchgegart und das Gemüse weich ist.

4. Sofort servieren.

Nährwertangaben:
Kohlenhydrate: 17g
Ballaststoffe: 5g
Netto-Kohlenhydrate: 12g
Eiweiß: 19g
Fett: 35g
Kalorien: 430

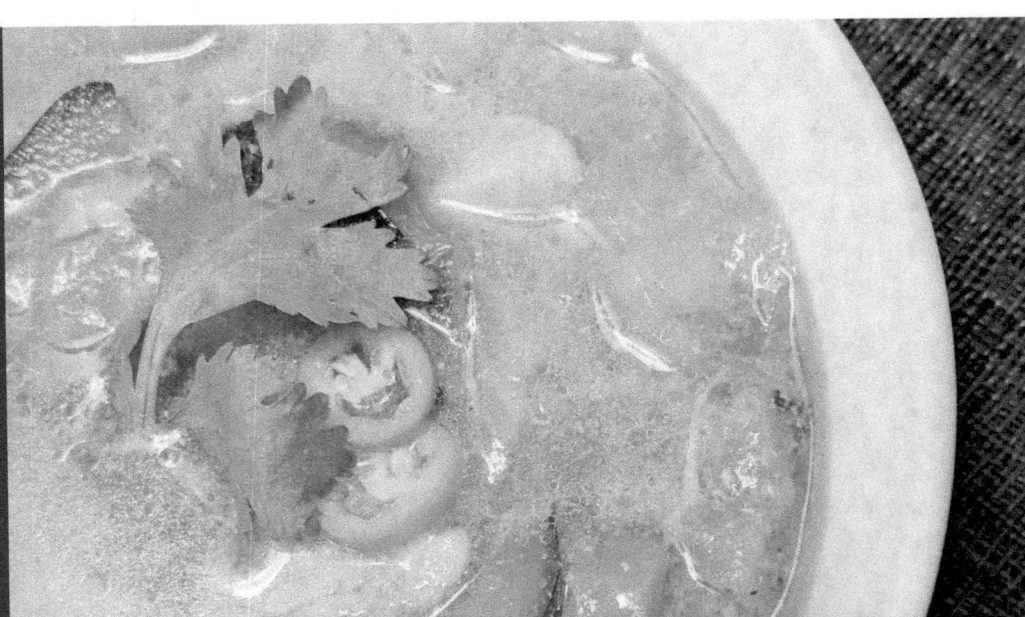

General Tso's Huhn

Vorbereitungszeit: 15 Minuten
Kochzeit: 10 Minuten
Portionen: 5
Schwierigkeitsgrad: 2
Kosten: $$

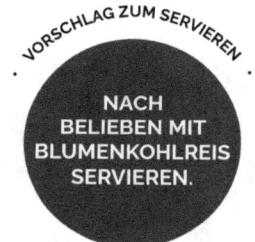

VORSCHLAG ZUM SERVIEREN

NACH BELIEBEN MIT BLUMENKOHLREIS SERVIEREN.

Nährwertangaben:
Kohlenhydrate: 3g
Ballaststoffe: 2g
Netto-Kohlenhydrate: 1g
Eiweiß: 36g
Fett: 22g
Kalorien: 355

Zutaten:

- 6 Hühnerbrüste ohne Knochen und Haut, in Würfel geschnitten
- ½ Tasse Mandelmehl
- 1 Ei
- 3 Esslöffel Kokosnussöl
- 2 Esslöffel Hühnerbrühe
- 2 Esslöffel Reisessig
- 2 Esslöffel Sojasauce
- ¼ Teelöffel Sesamöl
- ½ Teelöffel Zwiebelpulver
- 1 Teelöffel rote Paprikaflocken
- 1 Prise gemahlener Ingwer
- Grüne Zwiebeln, zum Garnieren

Zubereitung:

1. In einer großen Schüssel Reisessig, Sojasauce, Sesamöl, Hühnerbrühe, rote Paprikaflocken, Zwiebelpulver und Ingwer vermengen und beiseitestellen.

2. In einer separaten Schüssel das Ei verquirlen und beiseitestellen.

3. In eine andere Schüssel das Mandelmus geben.

4. Die Hähnchenwürfel in die Mandelmasse tauchen und von beiden Seiten bedecken. In die Eimischung tauchen, um sie zu bedecken. Mit der Dressing-Mischung übergießen, sodass beide Seiten gut bedeckt sind.

5. In einer großen Sauteuse das Öl bei mittlerer Hitze erhitzen, dann die restliche Sojasaucenmischung und eine Prise Mandelmus hinzugeben, um die Sauce etwas einzudicken.

6. Die Hähnchenwürfel hinzugeben und etwa 7 Minuten auf jeder Seite anbraten oder bis sie gut gebräunt und durchgekocht sind.

7. Nach Belieben mit grünen Zwiebeln servieren.

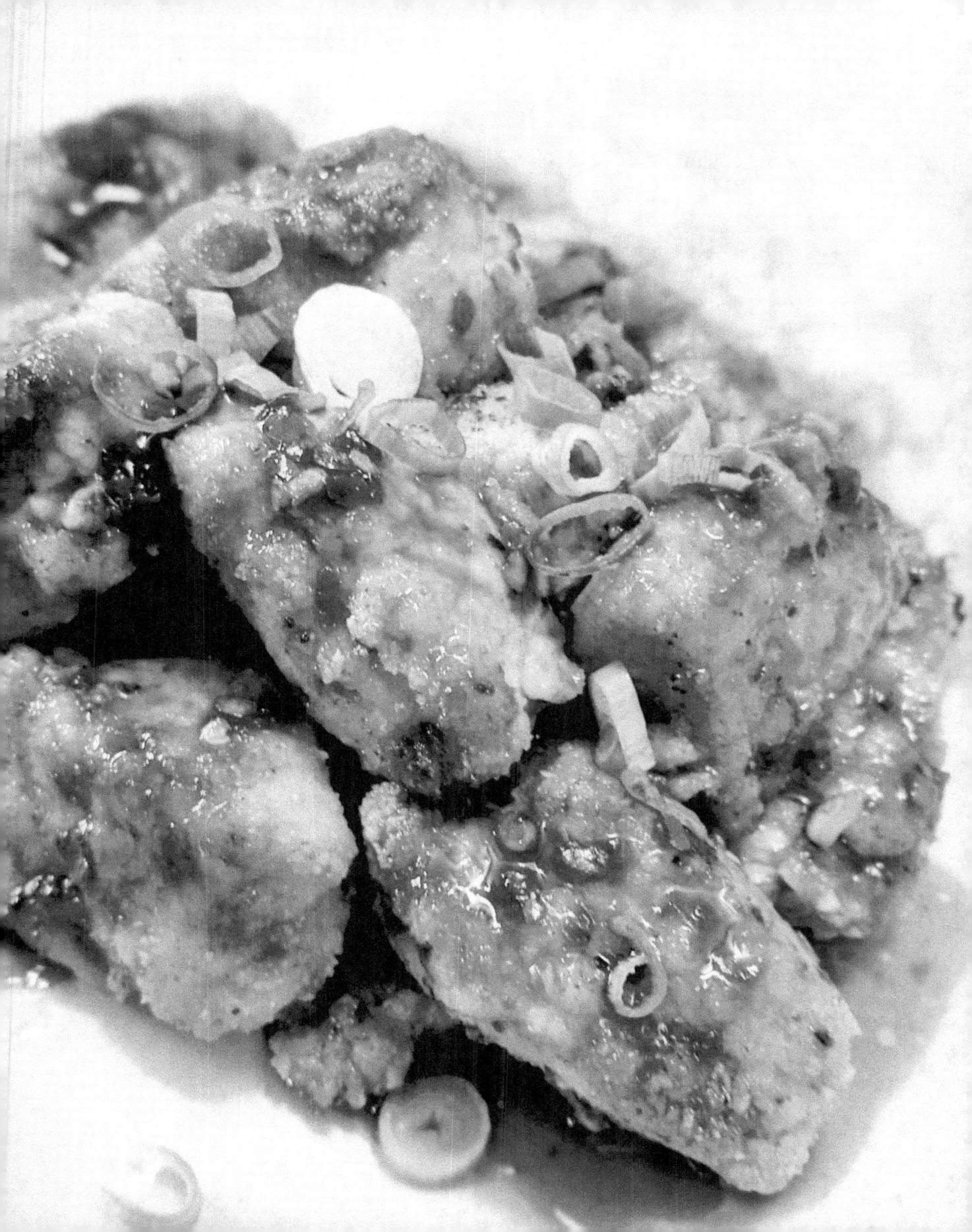

Rindfleisch und Brokkoli

Vorbereitungszeit: 15 Minuten
Kochzeit: 10 Minuten
Portionen: 4
Schwierigkeitsgrad: 2
Kosten: $$

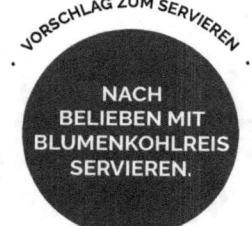

VORSCHLAG ZUM SERVIEREN

NACH BELIEBEN MIT BLUMENKOHLREIS SERVIEREN.

Zutaten:

- ½ Tasse natriumarme Sojasauce
- ¼ Tasse Speisestärke
- ½ Esslöffel frisch geriebener Ingwer
- 1 Esslöffel Knoblauchpulver
- 1 Pfund Flankensteak, in dünne Scheiben geschnitten
- 2 Esslöffel Erdnussöl
- 2 Tassen Brokkoli-Röschen
- 2 Esslöffel Fischsauce
- ¼ Tasse geschredderter Kohl, zum Garnieren

Zubereitung:

1. Das geschnittene Rindfleisch in eine Rührschüssel geben und beiseitestellen.

2. In einer separaten Schüssel Sojasauce, Fischsauce, Maisstärke, Ingwer und Knoblauch vermischen. ½ dieser Mischung über das Rindfleisch gießen.

3. Eine große Pfanne bei mittlerer Hitze mit 1 Esslöffel Erdnussöl erhitzen und den Brokkoli hinzufügen. 2 Minuten sautieren und dann auf einen Servierteller geben.

4. In dieselbe Pfanne den restlichen 1 Esslöffel Erdnussöl geben und das Rindfleisch hinzufügen. Etwa 1 Minute auf jeder Seite braten, bis es braun ist.

5. Die restliche Soßenmischung hinzufügen und bei starker Hitze kochen, bis die Soße einzudicken beginnt.

6. Den Brokkoli wieder in die Pfanne geben und umrühren.

7. Auf 4 verschiedenen Tellern anrichten und nach Belieben mit geraspeltem Kraut garnieren.

Nährwertangaben:
Kohlenhydrate: 12g
Ballaststoffe: 1g
Netto-Kohlenhydrate: 11g
Eiweiß: 30g
Fett: 15g
Kalorien: 296

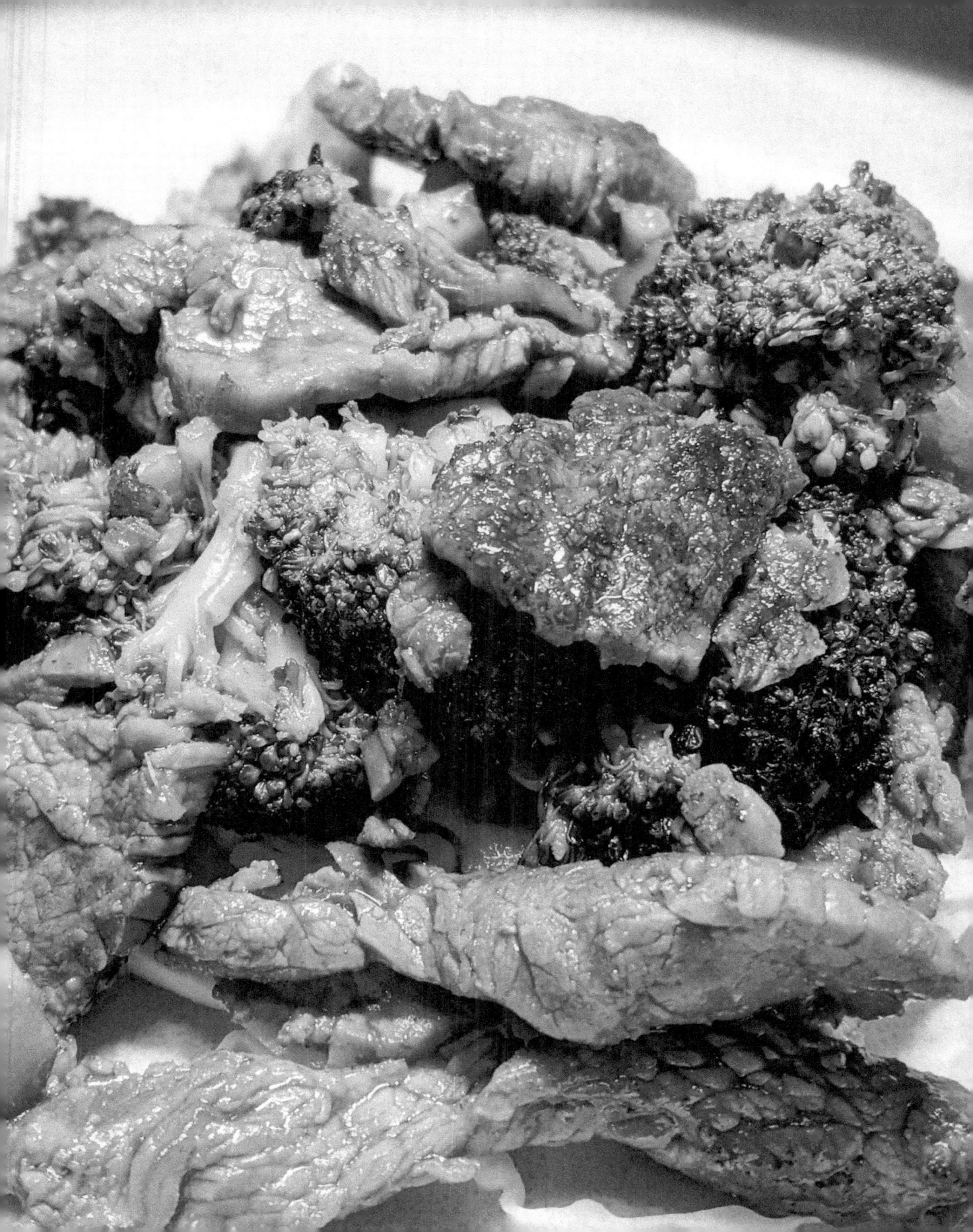

Knoblauch-Garnelen

Vorbereitungszeit: 10 Minuten

Kochzeit: 10 Minuten

Portionen: 3

Schwierigkeitsgrad: 2

Kosten: $$

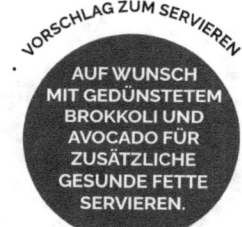

VORSCHLAG ZUM SERVIEREN

AUF WUNSCH MIT GEDÜNSTETEM BROKKOLI UND AVOCADO FÜR ZUSÄTZLICHE GESUNDE FETTE SERVIEREN.

Zutaten:

- 1 Pfund geschälte und entdarmte Garnelen, Schwänze dranlassen
- 2 Esslöffel Fischsauce
- 1 Esslöffel Sojasauce
- 1 Teelöffel Sesamöl
- 1 Esslöffel Speisestärke

- 4 Knoblauchzehen, geschält und gehackt
- 2 grüne Zwiebeln, fein gehackt, zum Garnieren
- 1 Esslöffel Erdnussöl, zum Kochen

Zubereitung:

1. Fischsauce, Sojasauce, Sesamöl, Knoblauch und Maisstärke in einer Rührschüssel verquirlen, bis sie glatt sind.

2. Eine große Pfanne mit dem Erdnussöl bei mittlerer Hitze vorheizen. Sobald es erhitzt ist, die Garnelen hinzufügen und 3 bis 5 Minuten anbraten, dabei die Garnelen nach der Hälfte der Zeit wenden.

3. Die Soßenmischung hineingießen und 5 Minuten köcheln lassen, bis die Soße eindickt.

4. Mit frisch gehackten grünen Zwiebeln garniert servieren.

Nährwertangaben:

Kohlenhydrate: 7g

Ballaststoffe: 0g

Netto-Kohlenhydrate: 7g

Eiweiß: 22g

Fett: 8g

Kalorien: 185

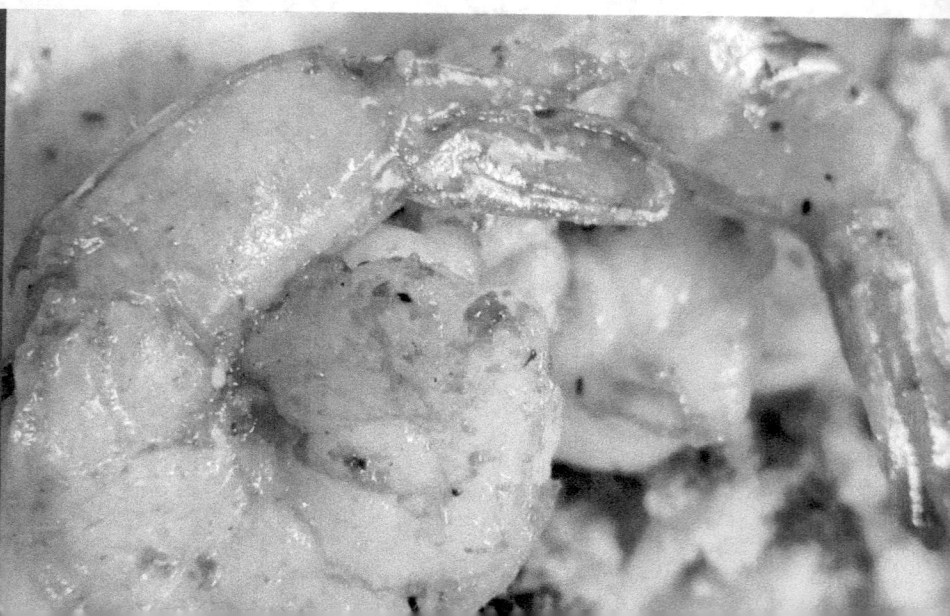

Irischer Lammeintopf

Vorbereitungszeit: 20 Minuten
Kochzeit: 30 Minuten
Portionen: 6
Schwierigkeitsgrad: 2
Kosten: $$

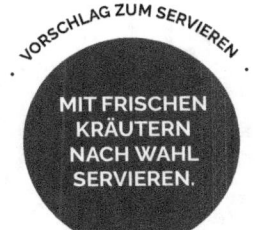

VORSCHLAG ZUM SERVIEREN

MIT FRISCHEN KRÄUTERN NACH WAHL SERVIEREN.

Zutaten:

- 8 kleine Lammkoteletts
- 1 Zwiebel, geschält und gewürfelt
- 1 Teelöffel schwarze Pfefferkörner
- 1 Teelöffel frischer Rosmarin
- 1 Teelöffel frischer Thymian
- 1 Lauch, gehackt (nur der weiße Teil)
- 1 Tasse Champignons
- 4 Knoblauchzehen, geschält und gehackt
- 4 Tassen Gemüsebrühe
- 1 Tasse gehackte Möhren
- 1 Esslöffel Kokosnussöl

Zubereitung:

1. Zunächst eine große Pfanne bei mittlerer Hitze mit dem Kokosöl erhitzen und die Lammkoteletts darin anbraten. Den Lauch und den Knoblauch hinzufügen und weitere 3 Minuten braten.

2. Alle Zutaten, einschließlich des Lamms, des Lauchs und des Knoblauchs, in einen großen Topf geben und 25 Minuten köcheln lassen.

Nährwertangaben:
Kohlenhydrate: 8g
Ballaststoffe: 1g
Netto-Kohlenhydrate: 7g
Eiweiß: 20g
Fett: 22g
Kalorien: 309

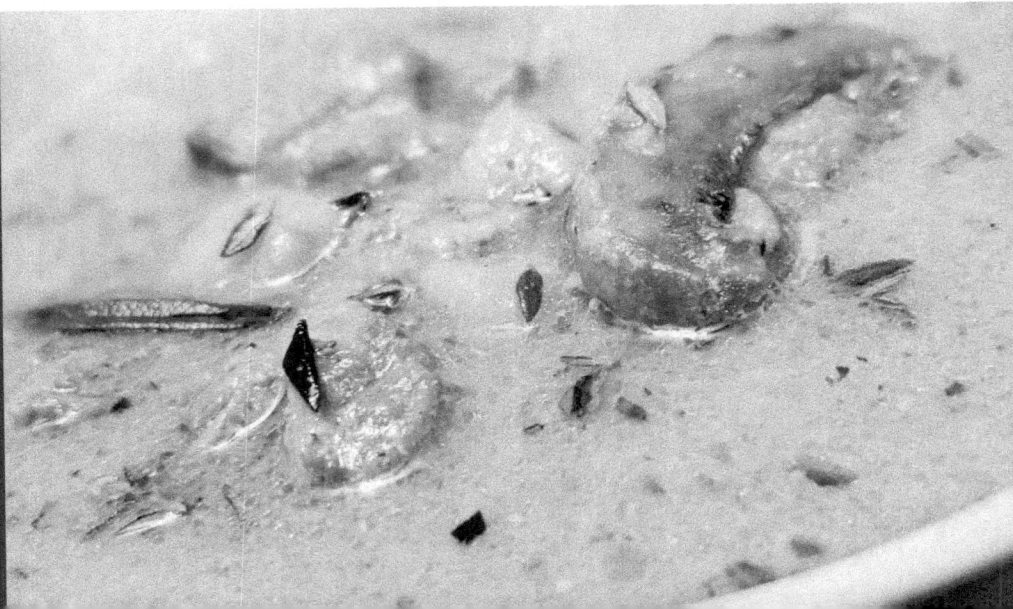

Desserts

Himbeer-Avocado-Eiscreme

Vorbereitungszeit: 5 Minuten
Kochzeit: 0 Minuten
Portionen: 2
Schwierigkeitsgrad: 1
Kosten: $$

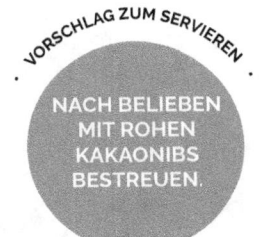

VORSCHLAG ZUM SERVIEREN

NACH BELIEBEN MIT ROHEN KAKAONIBS BESTREUEN.

Zutaten:

- 1 Tasse gefrorene Erdbeeren
- 1 Avocado, entkernt und gewürfelt
- ¼ Tasse ungesüßte Kokosnussmilch (Vollfett)
- 1 Teelöffel reiner Vanilleextrakt
- Null-Kohlenhydrat-Süßstoff der Wahl

Zubereitung:

1. Alle Zutaten in einen Mixer oder eine Küchenmaschine geben und zu einer cremigen Masse verarbeiten.

2. Sofort servieren.

Nährwertangaben:
Kohlenhydrate: 16g
Ballaststoffe: 9g
Netto-Kohlenhydrate: 7g
Eiweiß: 3g
Fett: 27g
Kalorien: 303

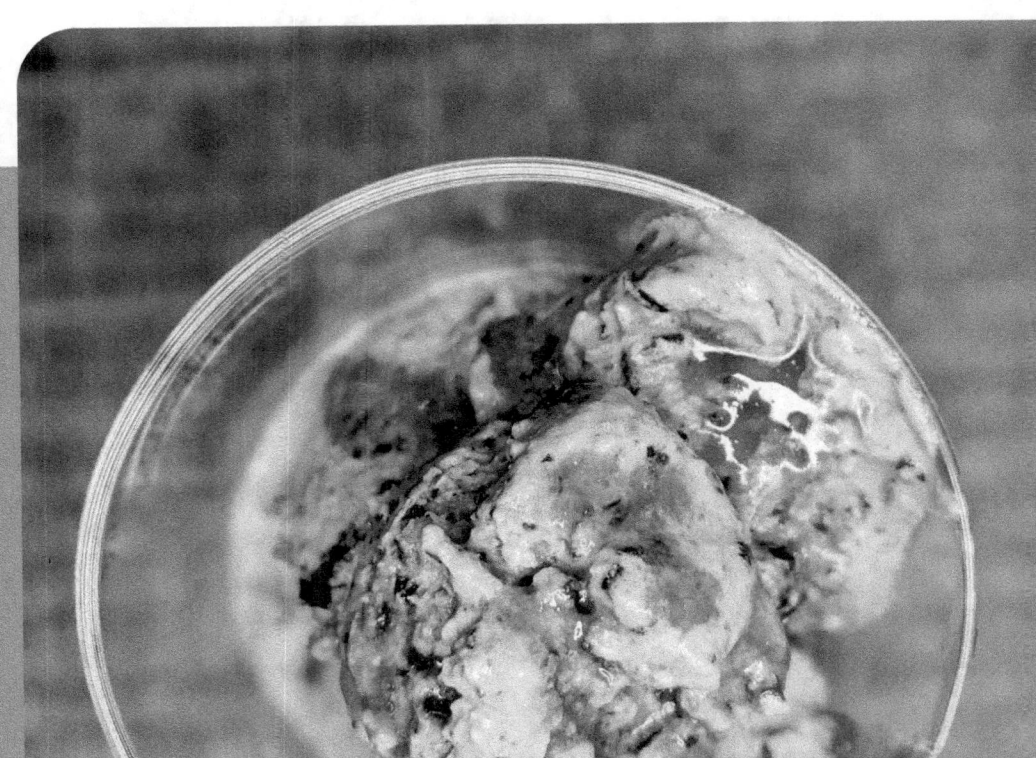

Schneller und einfacher milchfreier gefrorener Beerenjoghurt

Vorbereitungszeit: 10 Minuten
Kochzeit: 0 Minuten
Portionen: 3
Schwierigkeitsgrad: 1
Kosten: $$

Zutaten:

- 1 Tasse gefrorene Heidelbeeren
- 1 Tasse gefrorene Brombeeren
- ½ Tasse ungesüßte Kokosnussmilch mit vollem Fettgehalt
- 2 Teelöffel Mönchsfrucht-Süßstoff
- 1 Teelöffel reiner Vanilleextrakt

Zubereitung:

1. Alle Zutaten in einen Mixer geben und cremig pürieren.
2. Sofort genießen.

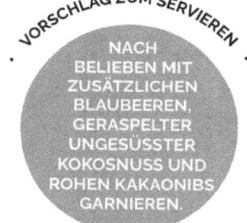

VORSCHLAG ZUM SERVIEREN

NACH BELIEBEN MIT ZUSÄTZLICHEN BLAUBEEREN, GERASPELTER UNGESÜSSTER KOKOSNUSS UND ROHEN KAKAONIBS GARNIEREN.

Nährwertangaben:
Kohlenhydrate: 14g
Ballaststoffe: 4g
Netto-Kohlenhydrate: 10g
Eiweiß: 1g
Fett: 2g
Kalorien: 72

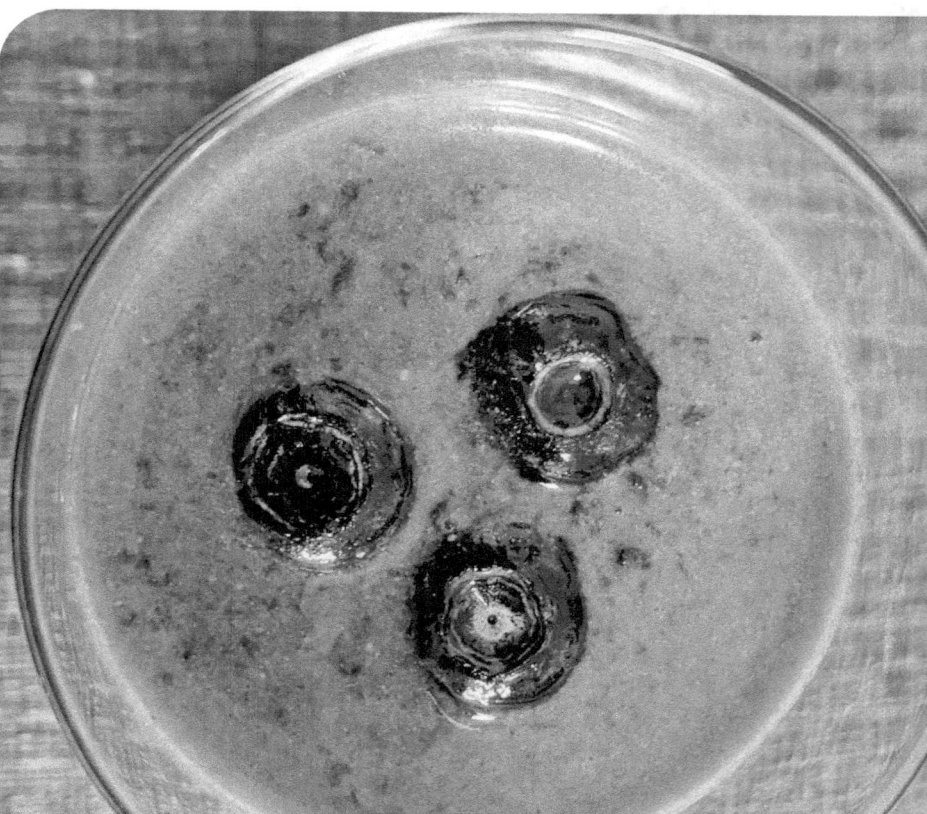

Orangen & Sahne Eiscreme

Vorbereitungszeit: 5 Minuten
Kochzeit: 0 Minuten
Portionen: 3
Schwierigkeitsgrad: 1
Kosten: $$

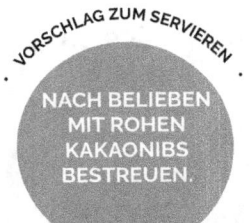

VORSCHLAG ZUM SERVIEREN

NACH BELIEBEN MIT ROHEN KAKAONIBS BESTREUEN.

Zutaten:

- 1 Orange, geschält und in Scheiben geschnitten
- 1 Avocado, entkernt und gewürfelt
- ¼ Tasse ungesüßte Kokosnussmilch (Vollfett)
- 1 Teelöffel reiner Vanilleextrakt
- Null-Kohlenhydrat-Süßstoff der Wahl
- Zum Bestreuen: Kokosraspeln, rohe Kakaonibs

Zubereitung:

1. Alle Zutaten in einen Mixer oder eine Küchenmaschine geben und zu einer cremigen Masse verarbeiten.

2. Mit dem gewünschten Belag versehen und genießen!

Nährwertangaben:
Kohlenhydrate: 13g
Ballaststoffe: 6g
Netto-Kohlenhydrate: 7g
Eiweiß: 2g
Fett: 14g
Kalorien: 180

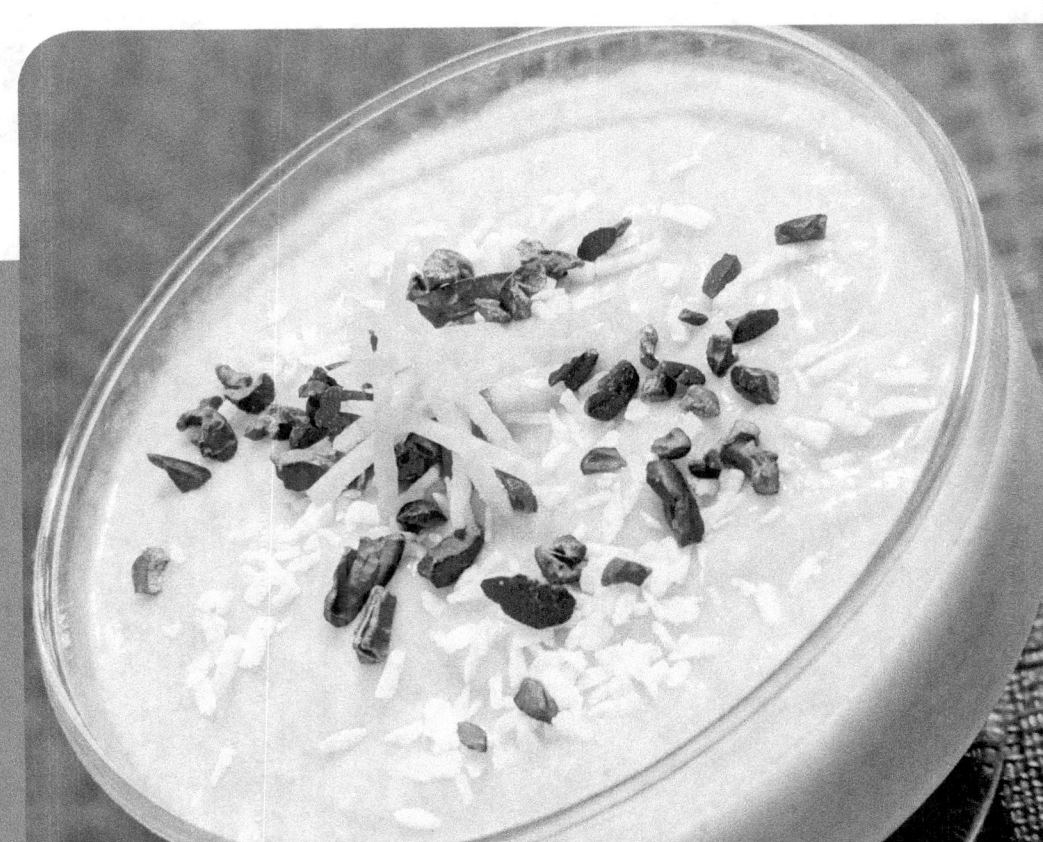

Geröstete Kokosnuss milchfreier Milchshake

Vorbereitungszeit: 5 Minuten
Kochzeit: 0 Minuten
Portionen: 2
Schwierigkeitsgrad: 1
Kosten: $$

Zutaten:

- 1 Tasse ungesüßte Kokosnussmilch mit vollem Fettgehalt
- 1 Esslöffel geröstete Kokosraspeln
- 1 Esslöffel Kokosnussbutter
- 1 Teelöffel reiner Vanilleextrakt
- Kohlenhydratarmer Süßstoff der Wahl

Zubereitung:

1. Alle Zutaten in einen Mixer geben und cremig pürieren.
2. Viel Spaß!

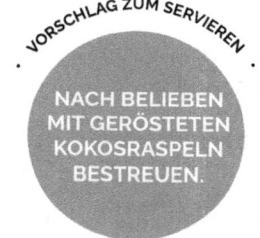

VORSCHLAG ZUM SERVIEREN

NACH BELIEBEN MIT GERÖSTETEN KOKOSRASPELN BESTREUEN.

Nährwertangaben:
Kohlenhydrate: 5g
Ballaststoffe: 3g
Netto-Kohlenhydrate: 2g
Eiweiß: 2g
Fett: 16g
Kalorien: 168

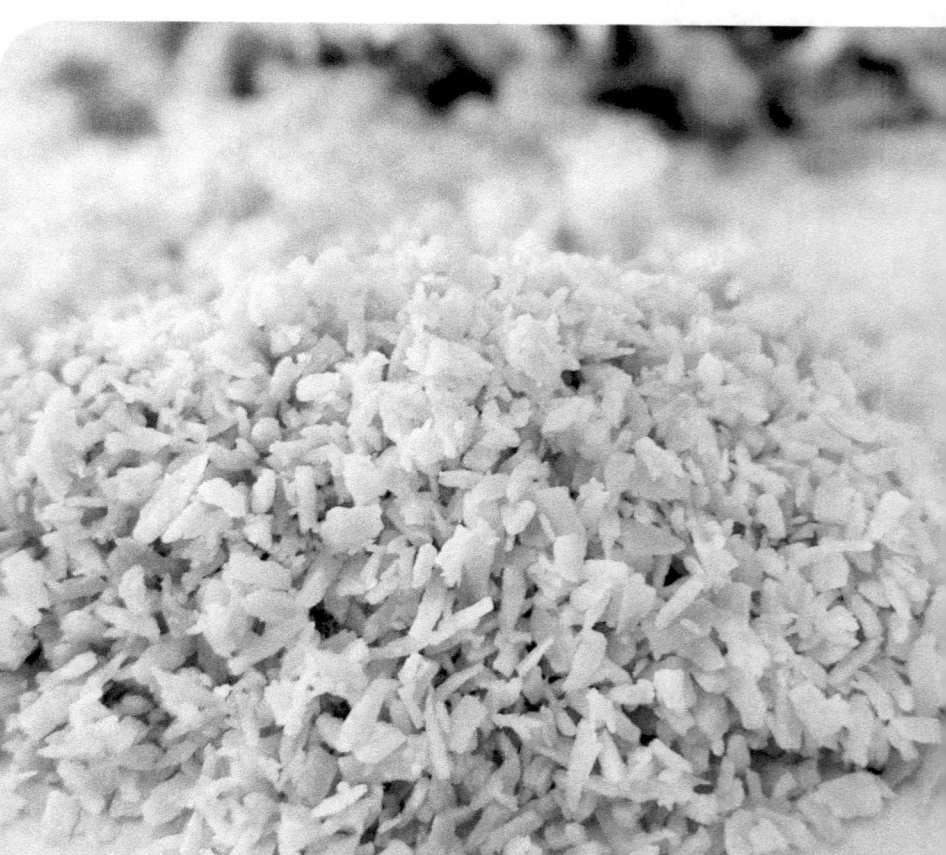

Cremiger Vanille–Mandel–Milchshake ohne Milchprodukte

Vorbereitungszeit: 5 Minuten
Kochzeit: 0 Minuten
Portionen: 2
Schwierigkeitsgrad: 1
Kosten: $$

Zutaten:

- ½ Tasse ungesüßte Mandelmilch
- ½ Tasse ungesüßte Kokosnussmilch
- 1 Teelöffel reiner Vanilleextrakt
- 1 Esslöffel Mandelbutter
- 1 Handvoll Eiswürfel
- Kohlenhydratarmer Süßstoff der Wahl

Zubereitung:

1. Alle Zutaten in einen Mixer geben und cremig pürieren.
2. Viel Spaß!

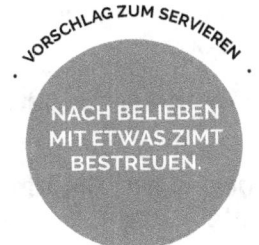

VORSCHLAG ZUM SERVIEREN

NACH BELIEBEN MIT ETWAS ZIMT BESTREUEN.

Nährwertangaben:
Kohlenhydrate: 6g
Ballaststoffe: 2g
Netto-Kohlenhydrate: 4g
Eiweiß: 3g
Fett: 20g
Kalorien: 203

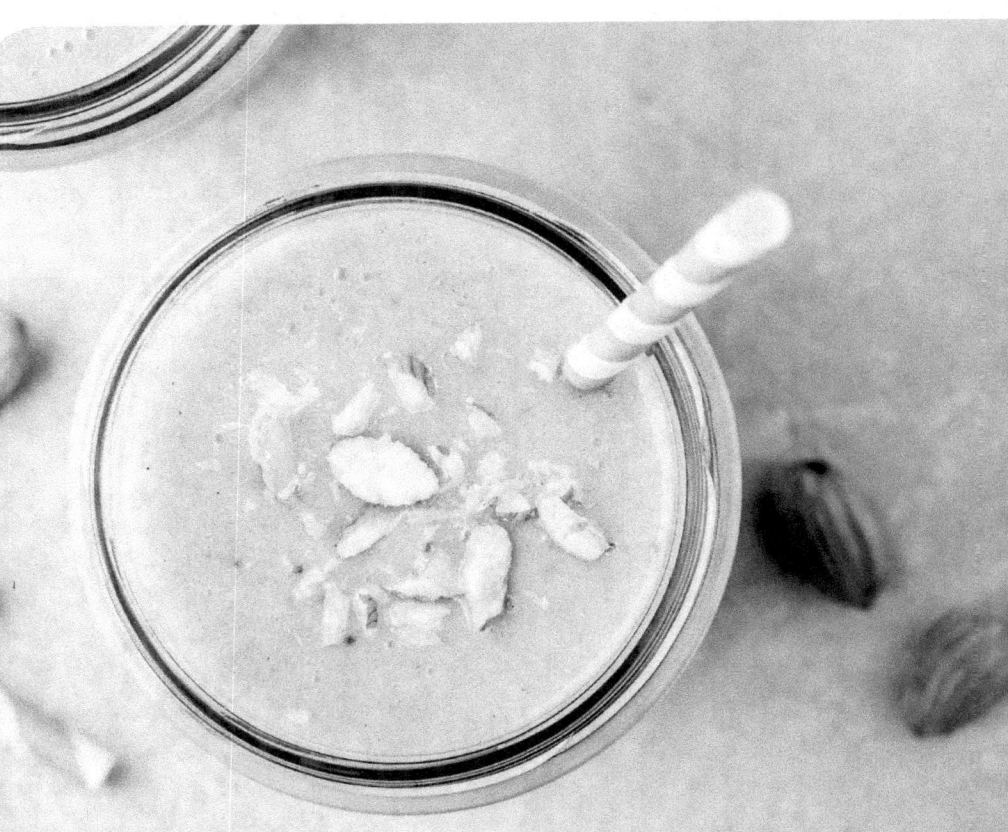

Dekadente Zimt-Pekannuss-Brownies aus dem Mixer

Vorbereitungszeit: 15 Minuten
Kochzeit: 15-20 Minuten
Portionen: 10
Schwierigkeitsgrad: 2
Kosten: $$

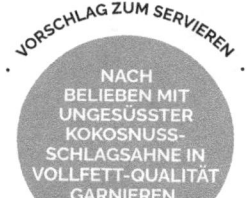

VORSCHLAG ZUM SERVIEREN

NACH BELIEBEN MIT UNGESÜSSTER KOKOSNUSS-SCHLAGSAHNE IN VOLLFETT-QUALITÄT GARNIEREN.

Zutaten:

- 1 Tasse Mandelmehl
- ½ Tasse ungesüßtes Kakaopulver
- 2 Eier
- ¼ Tasse Kokosnussöl, geschmolzen
- 1 Teelöffel reiner Vanilleextrakt
- ¼ Tasse Pekannüsse, gehackt
- 1 Teelöffel gemahlener Zimt
- ½ Teelöffel flüssiges Stevia

Zubereitung:

1. Heizen Sie zunächst den Ofen auf 350 Grad vor und legen Sie eine Brownieform mit Pergamentpapier aus.

2. Alle Zutaten in einen Mixer geben und pürieren, bis sie glatt sind.

3. In die ausgekleidete Brownieform füllen und 15-20 Minuten backen oder bis ein Zahnstocher in der Mitte sauber herauskommt.

4. Abkühlen lassen und in Brownies schneiden.

5. Reste in einem luftdicht verschlossenen Behälter im Kühlschrank aufbewahren.

Nährwertangaben:
Kohlenhydrate: 10g
Ballaststoffe: 6g
Netto-Kohlenhydrate: 4g
Eiweiß: 5g
Fett: 15g
Kalorien: 155

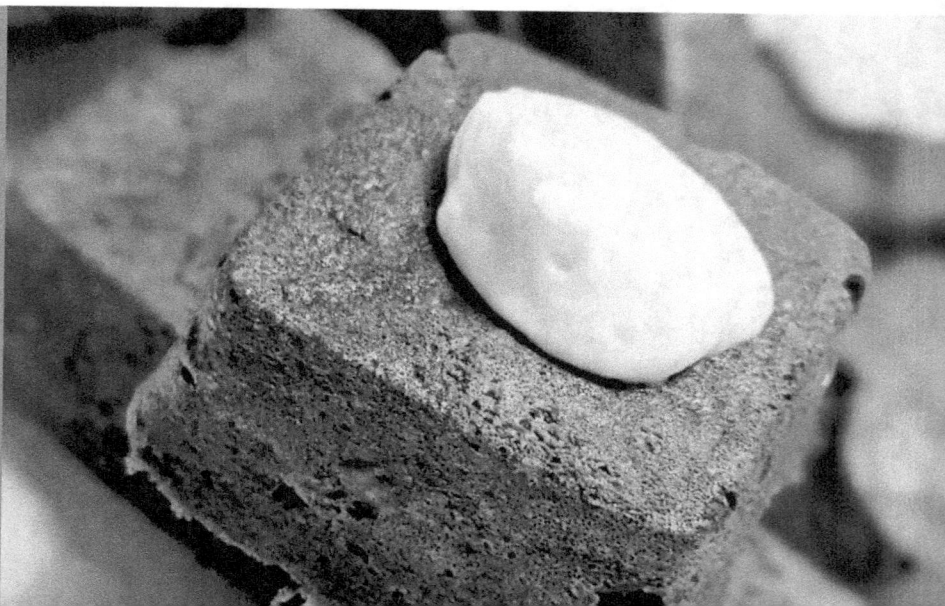

Schokoladen-Kaffee-Milchshake ohne Milchprodukte

Vorbereitungszeit: 5 Minuten
Kochzeit: 0 Minuten
Portionen: 2
Schwierigkeitsgrad: 1
Kosten: $$

Zutaten:

- 1 Tasse gebrühter Kaffee, gekühlt
- ½ Tasse ungesüßte Kokosnussmilch mit vollem Fettgehalt
- 1 Esslöffel ungesüßtes Kakaopulver
- 1 Esslöffel Mandelbutter
- 1 Teelöffel gemahlener Zimt

Zubereitung:

1. Alle Zutaten in einen Mixer geben und pürieren, bis sie glatt sind.

2. Viel Spaß!

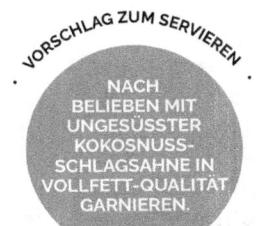

VORSCHLAG ZUM SERVIEREN

NACH BELIEBEN MIT UNGESÜSSTER KOKOSNUSS-SCHLAGSAHNE IN VOLLFETT-QUALITÄT GARNIEREN.

Nährwertangaben:

Kohlenhydrate: 11g

Ballaststoffe: 6g

Netto-Kohlenhydrate: 5g

Eiweiß: 5g

Fett: 21g

Kalorien: 216

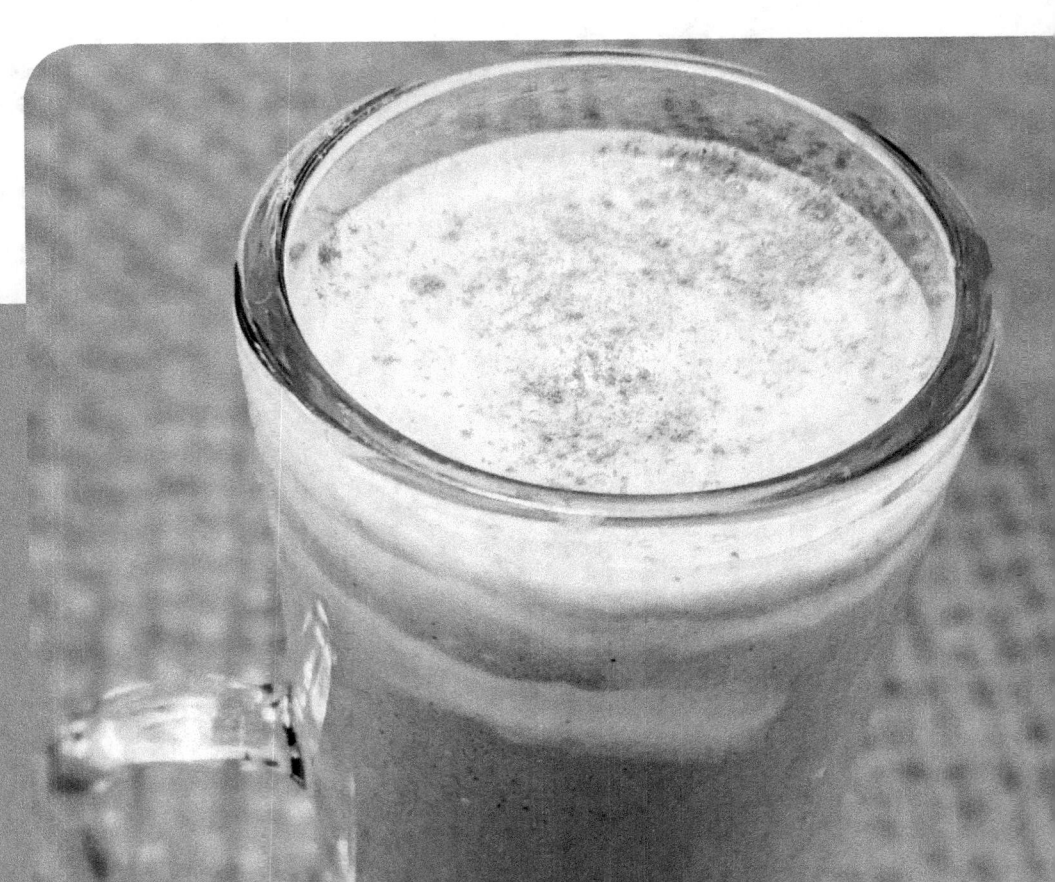

Mandel-Zimt-Kekse

Vorbereitungszeit: 15 Minuten
Kochzeit: 10-15 Minuten
Portionen: 12
Schwierigkeitsgrad: 2
Kosten: $$

Zutaten:

- 2 Eier
- 1 Teelöffel reiner Vanilleextrakt
- ¼ Tasse Kokosnussöl, geschmolzen
- 1 Tasse Mandelmehl
- ¼ Tasse Erythritol
- 1 Teelöffel gemahlener Zimt

Zubereitung:

1. Heizen Sie zunächst den Ofen auf 350 Grad vor und legen Sie ein Backblech mit Pergamentpapier aus.

2. Die Eier in eine Rührschüssel geben und gut verquirlen. Die Vanille und das geschmolzene Kokosnussöl hinzufügen und erneut verquirlen.

3. Die restlichen Zutaten hinzugeben und so lange mixen, bis keine Klümpchen mehr vorhanden sind.

4. Mit einem runden Esslöffel auf das Backblech geben und 10-15 Minuten backen.

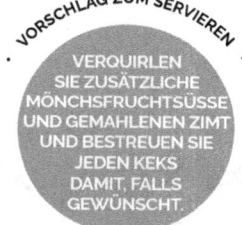

VORSCHLAG ZUM SERVIEREN

VERQUIRLEN SIE ZUSÄTZLICHE MÖNCHSFRUCHTSÜSSE UND GEMAHLENEN ZIMT UND BESTREUEN SIE JEDEN KEKS DAMIT, FALLS GEWÜNSCHT.

Nährwertangaben:
Kohlenhydrate: 6g
Ballaststoffe: 0g
Netto-Kohlenhydrate:
Eiweiß: 1g
Fett: 6g
Kalorien: 64

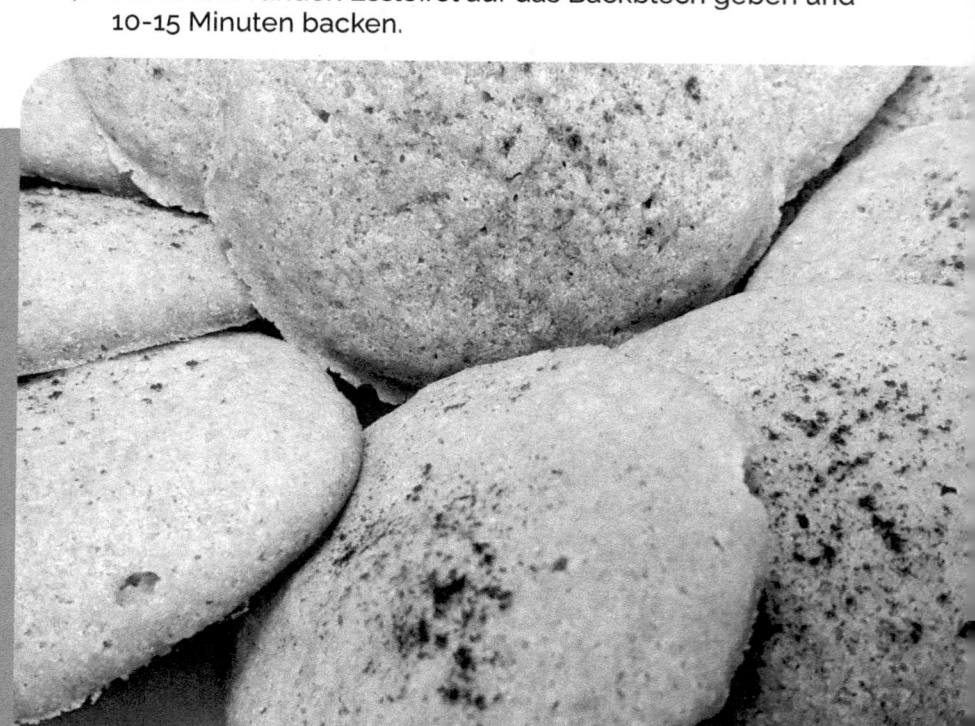

Mousse au Chocolat

Vorbereitungszeit: 10 Minuten
Kochzeit: 0 Minuten
Portionen: 3
Schwierigkeitsgrad: 1
Kosten: $

VORSCHLAG ZUM SERVIEREN

NACH BELIEBEN MIT GERASPELTER UNGESÜSSTER KOKOSNUSS UND ROHEN KAKAONIBS SERVIEREN.

Zutaten:

- 1 Tasse ungesüßte Kokosnussmilch mit vollem Fettgehalt
- 2 Esslöffel ungesüßtes Kakaopulver
- 1 Teelöffel gemahlener Zimt
- 1 Teelöffel reiner Vanilleextrakt
- 6 Tropfen flüssiges Stevia

Zubereitung:

1. Alle Zutaten in eine Rührschüssel geben und mit einem Handrührgerät cremig rühren.

2. Vor dem Servieren 1 Stunde lang in den Kühlschrank stellen.

Nährwertangaben:
Kohlenhydrate: 12g
Ballaststoffe: 6g
Netto-Kohlenhydrate: 6g
Eiweiß: 5g
Fett: 22g
Kalorien: 223

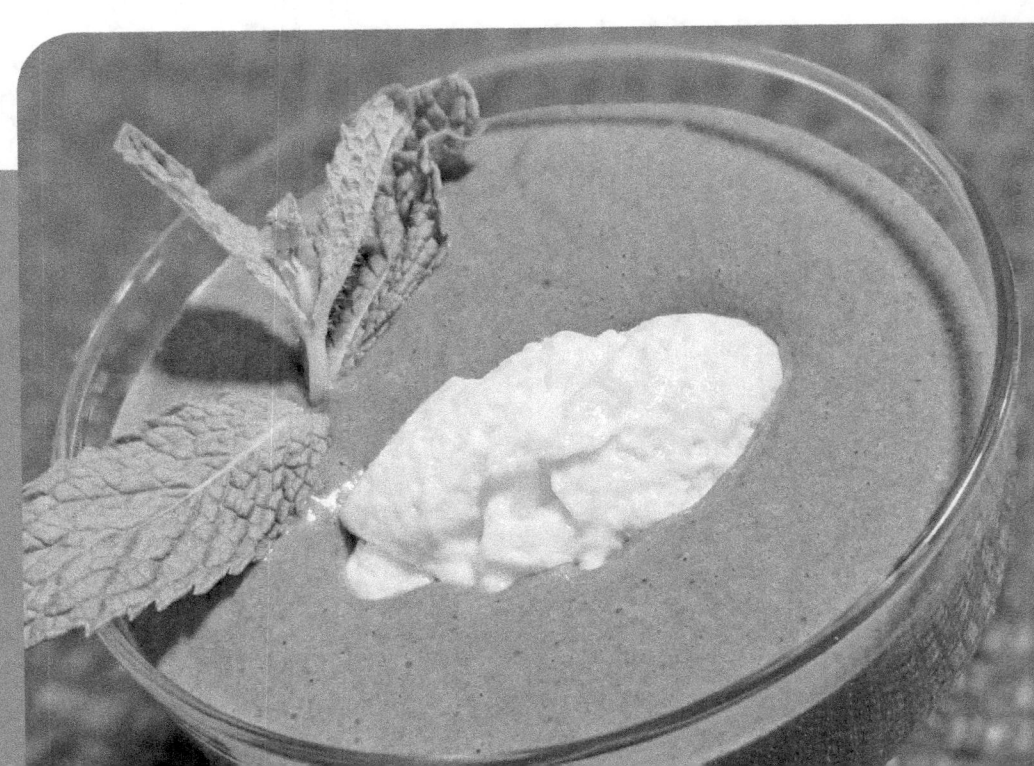

Dekadente rohe Brownies

Vorbereitungszeit:
10 Minuten + Kühlzeit
Kochzeit: 0 Minuten
Portionen: 12
Schwierigkeitsgrad: 2
Kosten: $$

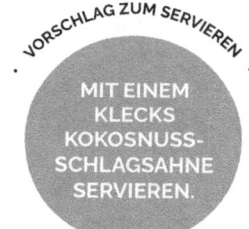

VORSCHLAG ZUM SERVIEREN

MIT EINEM KLECKS KOKOSNUSS-SCHLAGSAHNE SERVIEREN.

Zutaten:

- 2 Tassen Mandelmehl
- 2 Tassen Mandelbutter
- ½ Tasse ungesüßtes Kakaopulver
- 1 Teelöffel gemahlener Zimt
- 1 Teelöffel reiner Vanilleextrakt
- ½ Teelöffel Meersalz
- ½ Tasse Mönchsfrucht-Ahornsirup

Zubereitung:

1. Alle Zutaten in einen Mixer geben und pürieren, bis sie glatt sind.

2. In eine mit Pergamentpapier ausgelegte Brownieform geben und flach drücken.

3. 30 Minuten lang in den Gefrierschrank stellen.

4. Nach dem Abkühlen die Brownies in Scheiben schneiden und die Reste in einem luftdichten Behälter im Kühlschrank aufbewahren.

Nährwertangaben:
Kohlenhydrate: 10g
Ballaststoffe: 5g
Netto-Kohlenhydrate: 5g
Eiweiß: 4g
Fett: 7g
Kalorien: 83

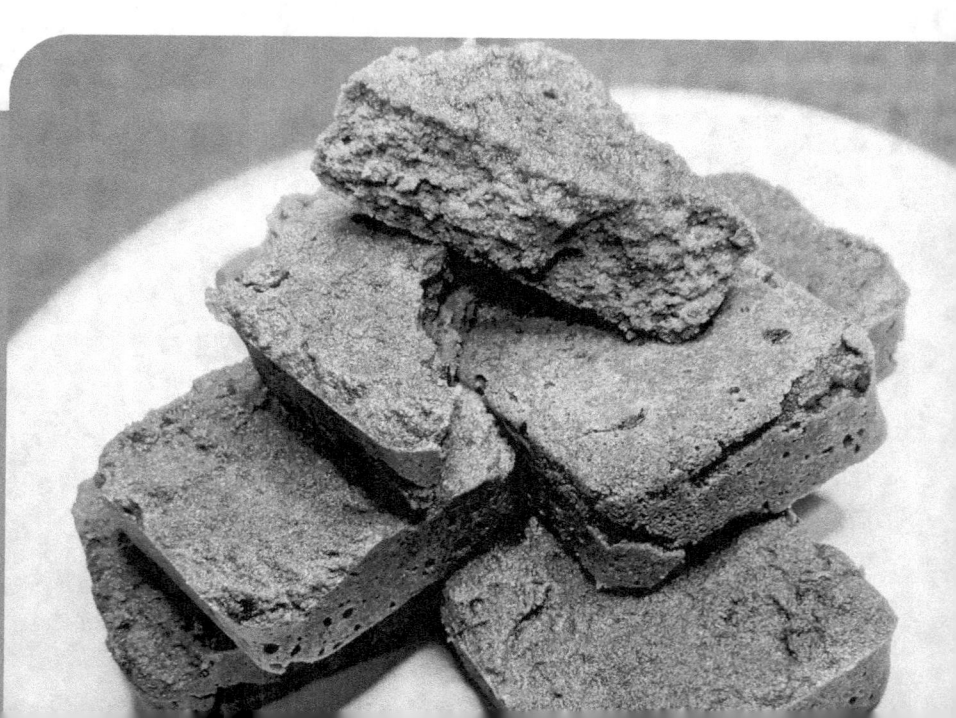

Kokosnuss-Schlagsahne

Vorbereitungszeit: 15 Minuten
Kochzeit: 0 Minuten
Portionen: 8
Schwierigkeitsgrad: 1
Kosten: $

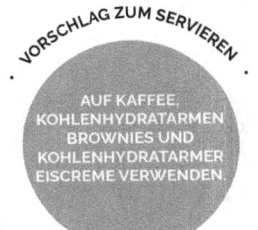

VORSCHLAG ZUM SERVIEREN

AUF KAFFEE, KOHLENHYDRATARMEN BROWNIES UND KOHLENHYDRATARMER EISCREME VERWENDEN.

Zutaten:

- 2 Tassen ungesüßte Kokosnussmilch (Vollfett)
- 1 Teelöffel reiner Vanilleextrakt
- 2 Esslöffel Erythritol

Zubereitung:

1. Stellen Sie zunächst eine gefriersichere Rührschüssel für 10 Minuten in den Gefrierschrank.

2. Alle Zutaten in die Rührschüssel geben und mit dem Handrührgerät aufschlagen, bis eine schlagsahneähnliche Konsistenz entsteht.

3. Sofort genießen!

Nährwertangaben:
Kohlenhydrate: 7g
Ballaststoffe: 1g
Netto-Kohlenhydrate: 6g
Eiweiß: 1g
Fett: 14g
Kalorien: 140

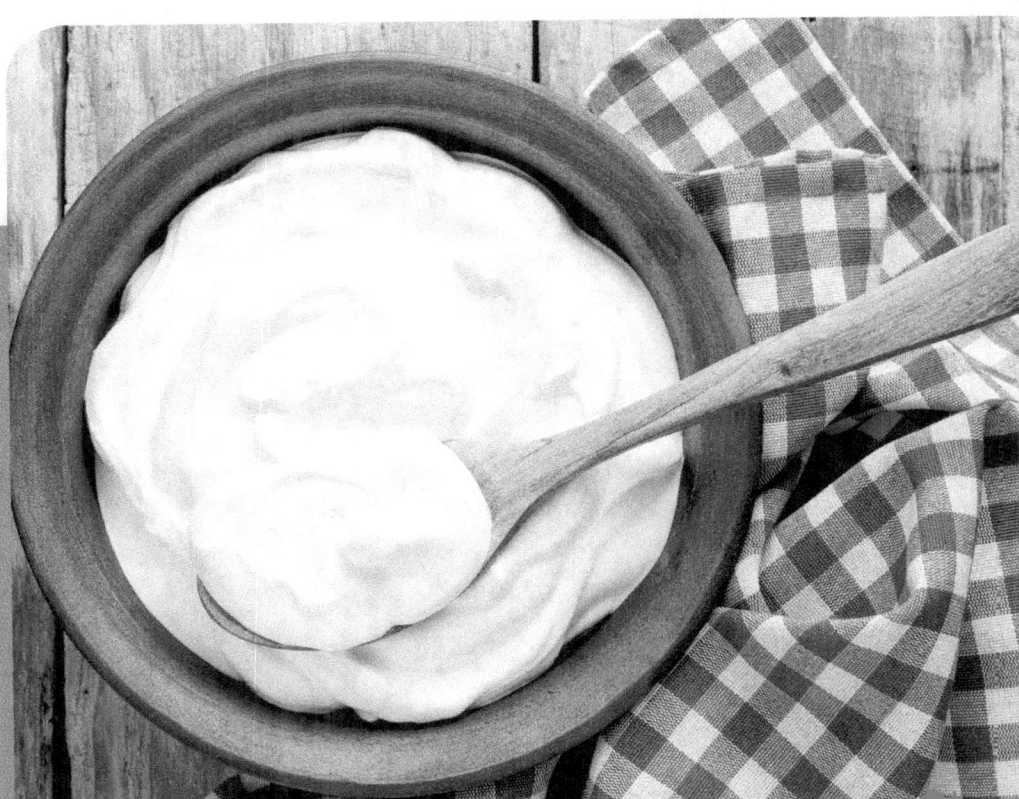

Key Lime Pie Pudding

Vorbereitungszeit:
15 Minuten + Kühlzeit
Kochzeit: 0 Minuten
Portionen: 5
Schwierigkeitsgrad: 1
Kosten: $$

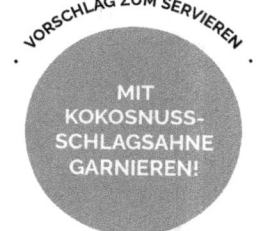

VORSCHLAG ZUM SERVIEREN

MIT KOKOSNUSS-SCHLAGSAHNE GARNIEREN!

Zutaten:

- 2 Tassen ungesüßter Kokosnussmilchjoghurt
- 1 reife Avocado, entkernt und in Scheiben geschnitten
- 2 Esslöffel frisch gepresster Limettensaft
- 2 Esslöffel Erythrit oder kohlenhydratarmer Süßstoff nach Wahl
- ¼ Tasse Mandeln, zerkleinert zum Servieren

Zubereitung:

1. Alle Zutaten in einen Mixer geben und pürieren, bis sie glatt sind.

2. Die gemahlenen Mandeln auf den Boden von fünf Serviergläsern oder -schalen geben und die Key-Lime-Pie-Mischung auf die Schalen verteilen und über die Mandeln geben. Vor dem Servieren 1 Stunde lang im Kühlschrank kühlen.

3. Viel Spaß!

Nährwertangaben:
Kohlenhydrate: 13g
Ballaststoffe: 5g
Netto-Kohlenhydrate: 8g
Eiweiß: 2g
Fett: 12g
Kalorien: 130

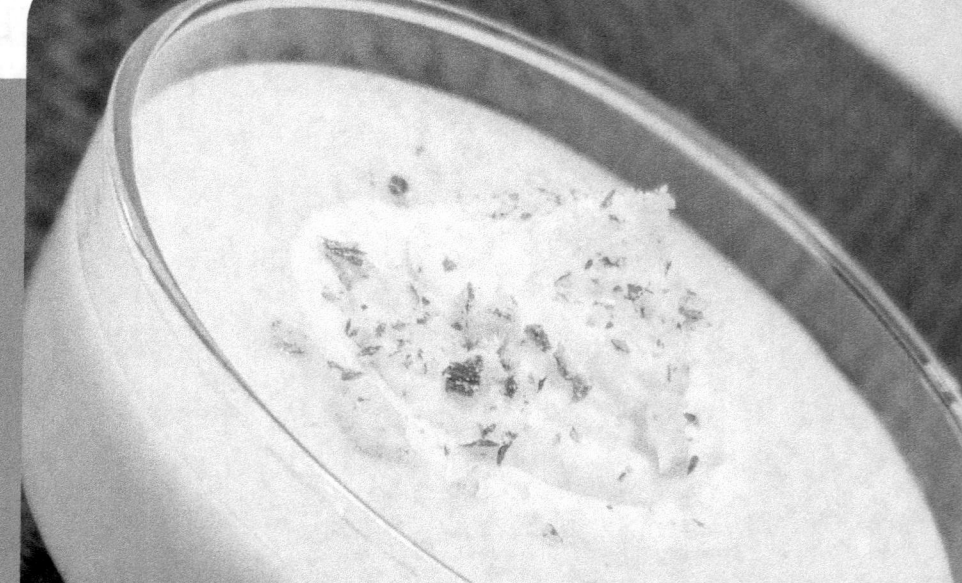

Kokosnuss-Slush-Dessert

Vorbereitungszeit: 5 Minuten
Kochzeit: 0 Minuten
Portionen: 1
Schwierigkeitsgrad: 1
Kosten: $

Zutaten:

- 1 Tasse Kokosnusscreme
- ½ Tasse zuckerfreies Ananassprudelwasser
- Saft von 1 Zitrone
- Eine Handvoll Eis
- Kokosraspeln, für den Belag (optional)

Zubereitung:

1. Alle Zutaten außer den Kokosraspeln in einen Hochgeschwindigkeitsmixer geben und glatt pürieren.

2. Nach Belieben mit Kokosraspeln bestreuen.

VORSCHLAG ZUM SERVIEREN

NACH BELIEBEN MIT EINEM KLECKS KOKOSNUSS-SCHLAGSAHNE SERVIEREN!

Nährwertangaben:

Kohlenhydrate: 13g

Ballaststoffe: 5g

Kohlenhydrate netto: 8g

Eiweiß: 5g

Fett: 57g

Kalorien: 552

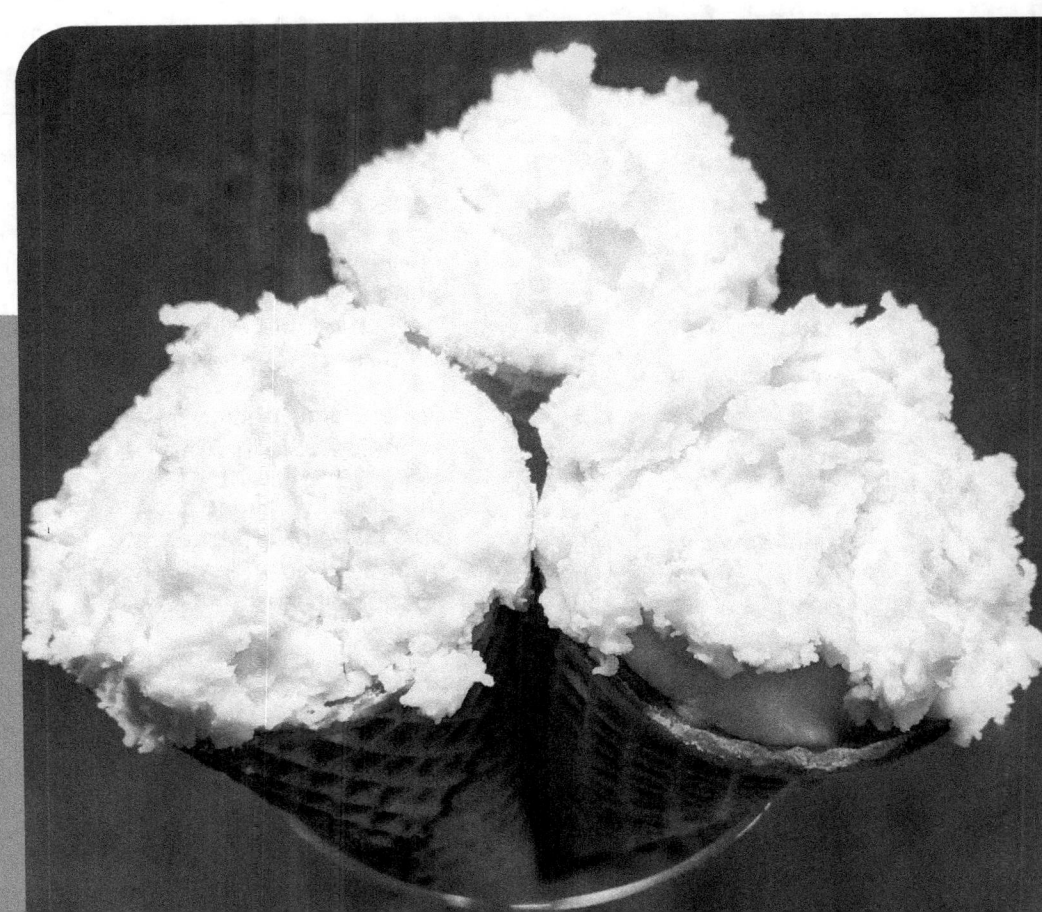

Kandierter Speck im Schokoladenmantel

Vorbereitungszeit: 15 Minuten
Kochzeit: 15-25 Minuten
Portionen: 4
Schwierigkeitsgrad: 2
Kosten: $$

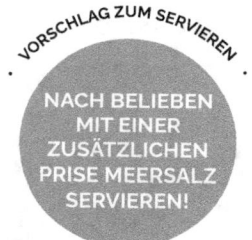

VORSCHLAG ZUM SERVIEREN

NACH BELIEBEN MIT EINER ZUSÄTZLICHEN PRISE MEERSALZ SERVIEREN!

Nährwertangaben:
Kohlenhydrate: 9g
Ballaststoffe: 2g
Netto-Kohlenhydrate: 7g
Eiweiß: 12g
Fett: 25g
Kalorien: 284

Zutaten:

- 6 Scheiben unbehandelter Speck
- ½ Tasse zuckerfreier Ahornsirup
- ½ Teelöffel reiner Vanilleextrakt
- ¼ Tasse zuckerfreie dunkle Schokoladenstückchen
- 2 Esslöffel Kokosnussöl
- ½ Teelöffel Meersalz + mehr zum Servieren

Zubereitung:

1. Heizen Sie zunächst den Ofen auf 350 Grad vor und legen Sie ein Backblech mit Pergamentpapier aus.

2. Ahornsirup, Vanille und ½ Teelöffel Salz in einer kleinen Schüssel mit dem Schneebesen verrühren.

3. Die Speckstreifen von beiden Seiten in die Mischung tauchen und auf das mit Pergamentpapier ausgelegte Backblech legen.

4. 15-25 Minuten backen oder bis der Speck knusprig ist.

5. Fünf Minuten bevor der Speck gar ist, die Schokoladenspäne und das Kokosöl in einem kleinen Topf bei schwacher Hitze mit einem Schneebesen schmelzen. Vom Herd nehmen.

6. Sobald der Speck gar ist, lassen Sie ihn abkühlen und schneiden Sie ihn dann in 1-Zoll-Quadrate (insgesamt 28).

7. Die Speckwürfel in die Schokolade tauchen und zurück auf das mit Pergamentpapier ausgelegte Backblech legen oder bei Bedarf in einen kleineren mit Pergamentpapier ausgelegten Behälter.

8. Zum Aushärten 30 Minuten in den Kühlschrank stellen.

9. Gekühlt servieren und die Reste im Kühlschrank aufbewahren.

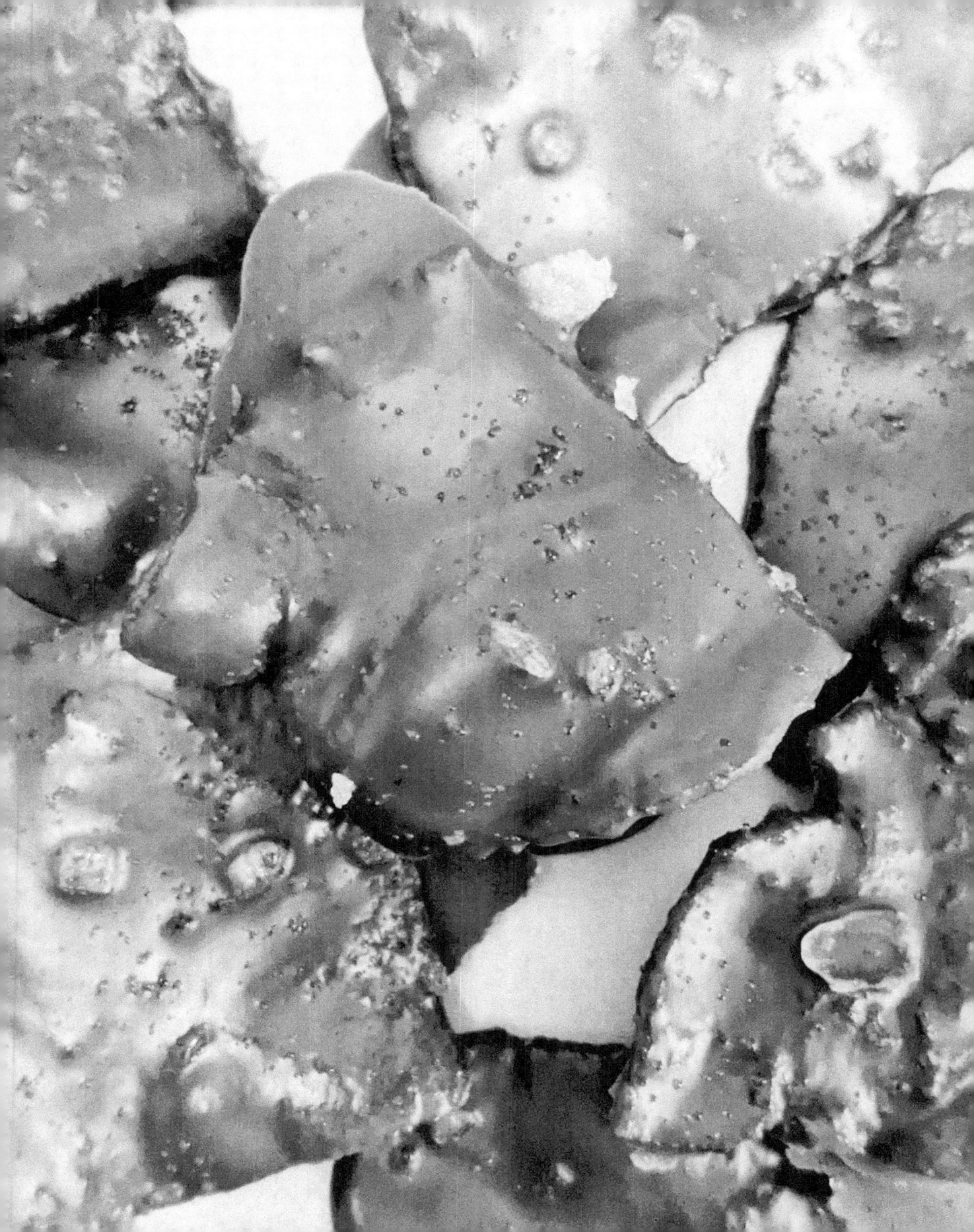

Belgische Mousse au Chocolat

Vorbereitungszeit: 10 Minuten
Kochzeit: 5 Minuten
Portionen: 3
Schwierigkeitsgrad: 1
Kosten: $

Zutaten:

- 1 Dose Kokosnussmilch mit vollem Fettgehalt
- 3 Esslöffel rohes Kakaopulver
- 3 Eier
- Minzblatt, zum Garnieren (optional)

Zubereitung:

1. Stellen Sie die Kokosmilch am Abend vor der Zubereitung dieses Rezepts in den Kühlschrank. Entfernen Sie am nächsten Morgen nur den harten Teil der Milch und geben Sie diesen in einen Suppentopf.

2. Die Eier und das Kakaopulver hinzufügen und bei schwacher Hitze verquirlen, bis die Kokosnusscreme weich geworden ist.

3. Vor dem Servieren abkühlen lassen und dann in 3 einzelnen Dessertschalen servieren.

4. Nach Belieben ein Minzblatt zum Garnieren hinzufügen.

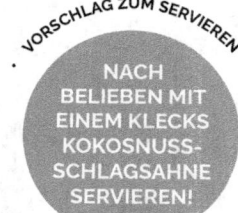

VORSCHLAG ZUM SERVIEREN

NACH BELIEBEN MIT EINEM KLECKS KOKOSNUSS-SCHLAGSAHNE SERVIEREN!

Nährwertangaben:
Kohlenhydrate: 8g
Ballaststoffe: 4g
Netto-Kohlenhydrate: 4g
Eiweiß: 8g
Fett insgesamt: 24g
Kalorien: 259

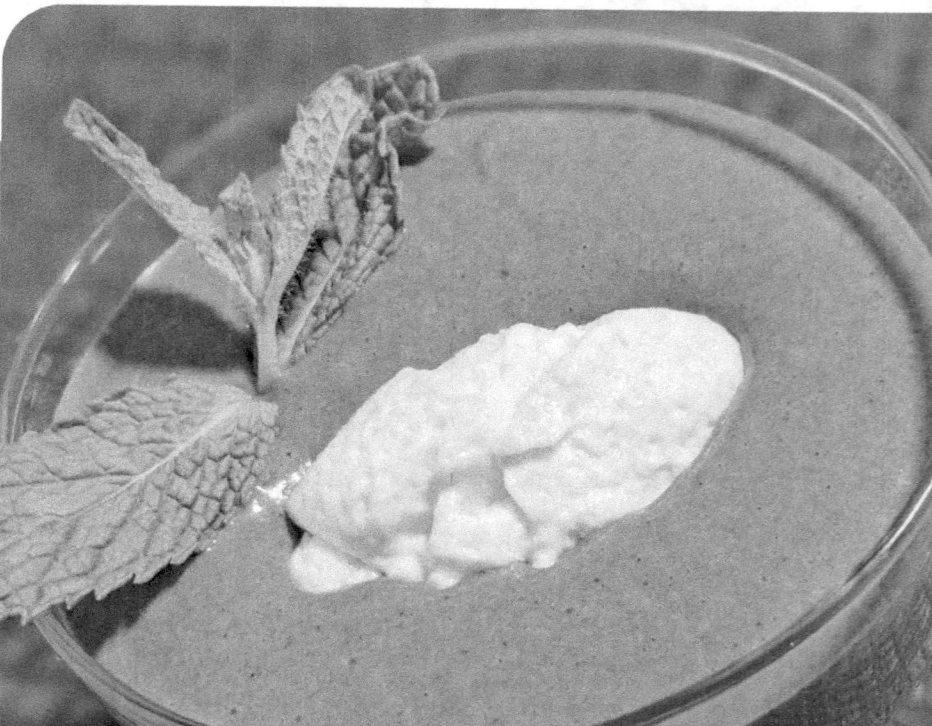

Isländische Kakao-Suppe

Vorbereitungszeit: 5 Minuten
Kochzeit: 5 Minuten
Portionen: 4
Schwierigkeitsgrad: 1
Kosten: $$

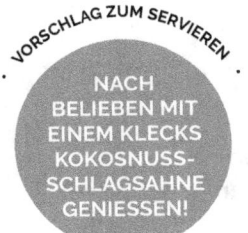

VORSCHLAG ZUM SERVIEREN

NACH BELIEBEN MIT EINEM KLECKS KOKOSNUSS-SCHLAGSAHNE GENIESSEN!

Zutaten:

- 2 Esslöffel rohes Kakaopulver
- ½ Teelöffel gemahlener Zimt
- 2 Teelöffel reiner Vanilleextrakt
- 2 Tassen Wasser
- 3 Tassen Kokosnussmilch

- 1 Tropfen flüssiges Vanille-Stevia
- 1 Esslöffel glutenfreie Speisestärke

Zubereitung:

1. Wasser und Kokosmilch in einen Topf gießen, Zimt und Kakaopulver hinzufügen und verquirlen.

2. Vanilleextrakt, Speisestärke und Stevia hinzufügen.

3. Bei schwacher Hitze umrühren, bis die Milch durch und durch erwärmt ist, dabei darauf achten, dass sie nicht anbrennt.

Nährwertangaben:
Kohlenhydrate: 14g
Ballaststoffe: 5g
Netto-Kohlenhydrate: 9g
Eiweiß: 5g
Fett: 43g
Kalorien: 434

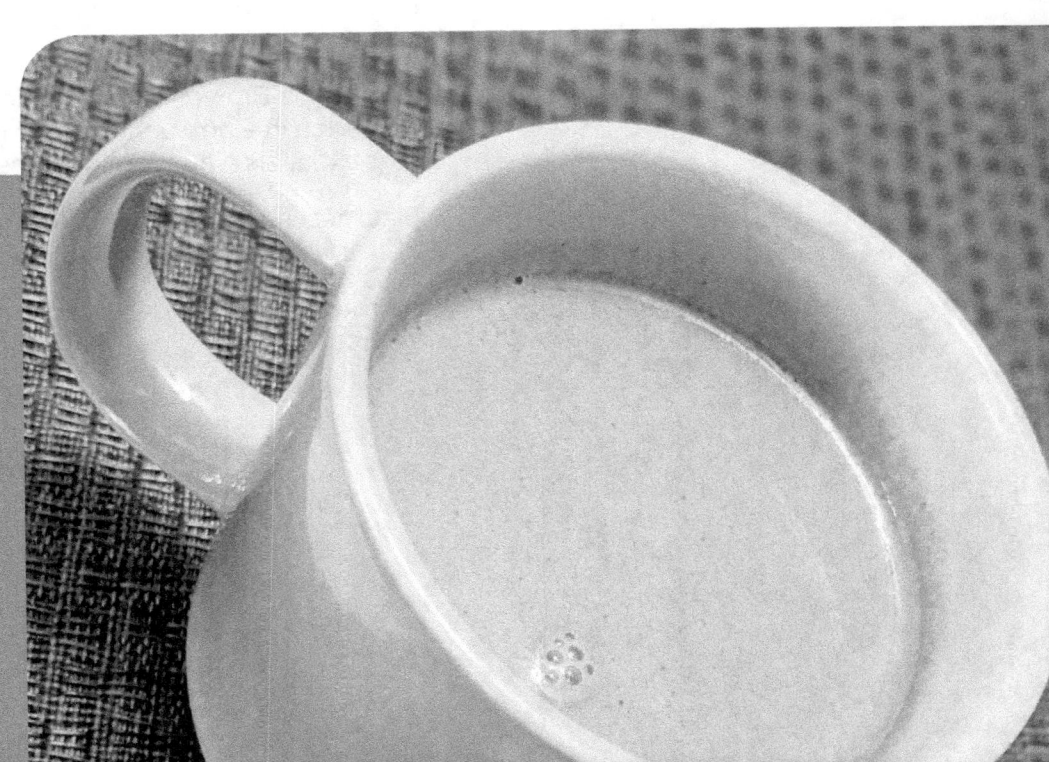

Kokosnuss-Brownie-Eisbecher

Vorbereitungszeit: 15 Minuten
Kochzeit: 25-30 Minuten
Portionen: 8
Schwierigkeitsgrad: 2
Kosten: $

Zutaten:

- 2 Esslöffel Kokosnussmehl, gesiebt
- 3 Esslöffel rohes, ungesüßtes Kakaopulver
- ½ Tasse Kokosnussöl, geschmolzen
- 2 Eier
- 1 Teelöffel reiner Vanilleextrakt
- ¼ Tasse Erythritol
- 2 Tassen ungesüßte Vollfett-Kokosmilch (aus der Dose)

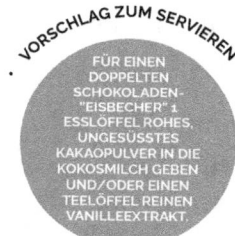

VORSCHLAG ZUM SERVIEREN

FÜR EINEN DOPPELTEN SCHOKOLADEN-"EISBECHER" 1 ESSLÖFFEL ROHES, UNGESÜSSTES KAKAOPULVER IN DIE KOKOSMILCH GEBEN UND/ODER EINEN TEELÖFFEL REINEN VANILLEEXTRAKT.

Zubereitung:

1. Heizen Sie zunächst den Ofen auf 350° vor und fetten Sie eine Auflaufform mit Kokosöl ein.

2. Alle Zutaten, abzüglich der Kokosmilch, in eine Küchenmaschine geben und glatt pürieren.

3. Den Teig in die gefettete Auflaufform geben und 25-30 Minuten backen oder bis ein Messer in der Mitte sauber herauskommt.

4. Während die Brownies backen, den festen Teil der Kokosmilch in eine Küchenmaschine geben und verarbeiten, bis eine cremige Konsistenz entsteht.

5. Die aufgeschlagene Kokosmilch in eine Schüssel gießen und im Kühlschrank kaltstellen, bis die Brownies fertig sind.

6. Die Brownies mit der geschlagenen Kokosnusscreme servieren.

Nährwertangaben:
Kohlenhydrate: 12 g
Ballaststoffe: 2 g
Netto-Kohlenhydrate: 10 g
Eiweiß: 3 g
Gesamtfett: 28 g
Kalorien: 266

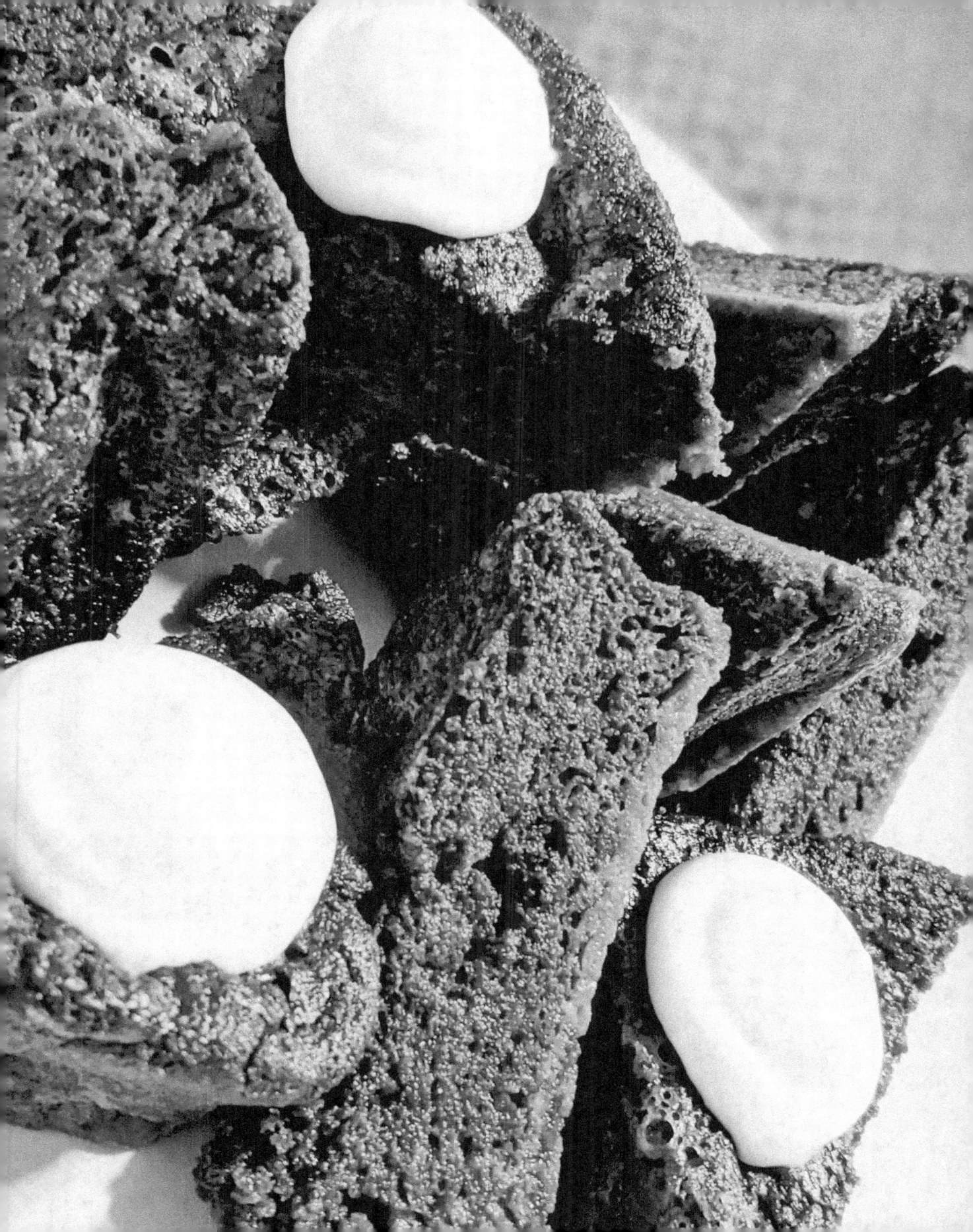

Teufelsküche–Donuts

Vorbereitungszeit: 10 Minuten
Kochzeit: 15-20 Minuten
Portionen: 8
Schwierigkeitsgrad: 2
Kosten: $$

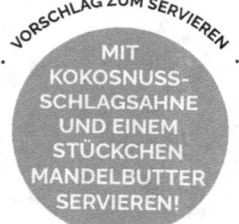

VORSCHLAG ZUM SERVIEREN

MIT KOKOSNUSS-SCHLAGSAHNE UND EINEM STÜCKCHEN MANDELBUTTER SERVIEREN!

Zutaten:

- ¼ Tasse Kokosnussmehl, gesiebt
- 2 Esslöffel Mandelmehl
- ¼ Tasse Erythritol
- 1 Teelöffel Backpulver
- ¼ Tasse rohes ungesüßtes Kakaopulver
- 5 Eier
- ¼ Tasse Kokosnussöl, geschmolzen + mehr zum Einfetten
- 1 Teelöffel reiner Vanilleextrakt

Zubereitung:

1. Heizen Sie zunächst den Ofen auf 300° vor und fetten Sie eine Donutform mit Kokosöl ein.

2. Kokosmehl, Erythrit, Kakaopulver und Backpulver in eine große Rührschüssel geben und gut verrühren.

3. Die restlichen Zutaten hinzugeben und mit dem Schneebesen verrühren.

4. Den Teig in die Donutform geben und 15-20 Minuten backen, bis die Donuts fest sind und sich gut anfühlen.

5. Lassen Sie sie 5 Minuten abkühlen, bevor Sie sie herausnehmen.

Nährwertangaben:
Kohlenhydrate: 15 g
Ballaststoffe: 4 g
Netto-Kohlenhydrate: 11 g
Eiweiß: 5 g
Gesamtfett: 12 g
Kalorien: 146

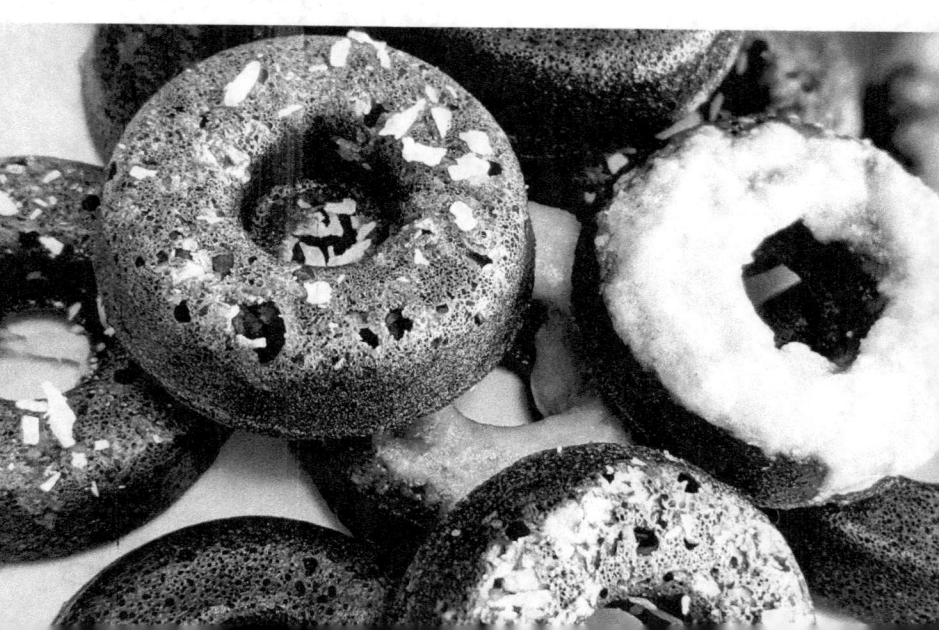

Getränke

Veganer Eiskaffee mit Kokosnusscreme

Vorbereitungszeit: 10 Minuten
Kochzeit: 0 Minuten
Portionen: 1
Schwierigkeitsgrad: 1
Kosten: $

Zutaten:

- 1 Tasse gebrühter Kaffee, gekühlt
- ½ Tasse ungesüßte Kokosnussmilch mit vollem Fettgehalt
- 1 Teelöffel reiner Vanilleextrakt
- Null-Kohlenhydrat-Süßstoff der Wahl
- Eiswürfel

Zubereitung:

1. Geben Sie zunächst Eiswürfel in ein hohes Glas und fügen Sie den gekühlten Kaffee, die Kokosmilch, Vanille und den Low-Carb-Süßstoff Ihrer Wahl hinzu und verrühren Sie alles gut.

2. Viel Spaß!

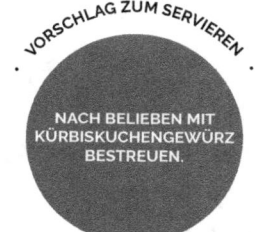

VORSCHLAG ZUM SERVIEREN

NACH BELIEBEN MIT KÜRBISKUCHENGEWÜRZ BESTREUEN.

Nährwertangaben:
Kohlenhydrate: 7g
Ballaststoffe: 3g
Netto-Kohlenhydrate: 4g
Eiweiß: 3g
Fett: 29g
Kalorien: 290

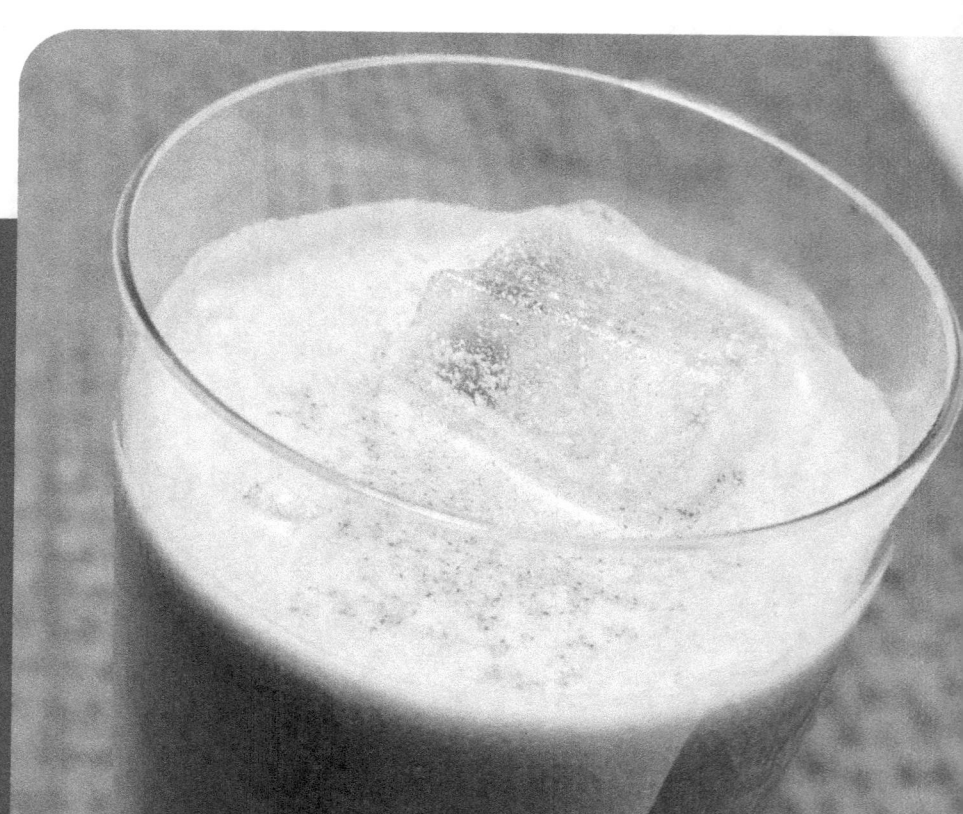

Molkereifreie mexikanische heiße Schokolade

Vorbereitungszeit: 5 Minuten
Kochzeit: 5 Minuten
Portionen: 3
Schwierigkeitsgrad: 1
Kosten: $$

Zutaten:

- 1 Tasse ungesüßte Kokosnussmilch mit vo.lem Fettgehalt
- 2 Esslöffel rohes Kakaopulver
- 1 Teelöffel gemahlener Zimt
- ⅛ Teelöffel Cayennepfeffer
- 3 Tropfen flüssiges Stevia
- 1 Teelöffel reiner Vanilleextrakt

Zubereitung:

1. Alle Zutaten in einen Suppentopf geben und bei schwacher Hitze mit einem Schneebesen erwärmen.

2. In Ihre Lieblingstasse füllen und genießen!

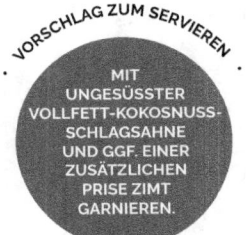

VORSCHLAG ZUM SERVIEREN

MIT UNGESÜSSTER VOLLFETT-KOKOSNUSS-SCHLAGSAHNE UND GGF. EINER ZUSÄTZLICHEN PRISE ZIMT GARNIEREN.

Nährwertangaben:
Kohlenhydrate: 12g
Ballaststoffe: 6g
Netto-Kohlenhydrate: 6g
Eiweiß: 5g
Fett: 22g
Kalorien: 224

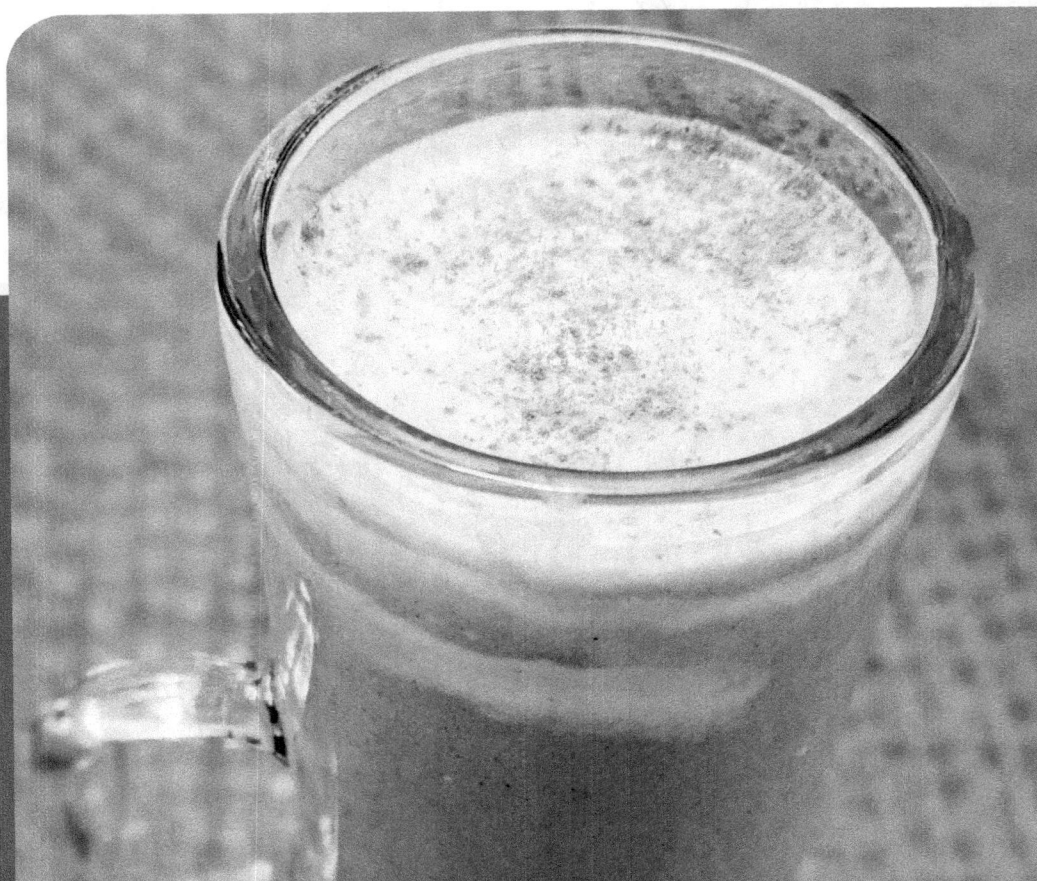

Selbstgemachte Zimt-Mandel-Milch

Vorbereitungszeit: 10 Minuten
Kochzeit: 0 Minuten
Portionen: 6
Schwierigkeitsgrad: 1
Kosten: $

Zutaten:

- 2 Tassen rohe Mandeln
- 4 Tassen gefiltertes Wasser
- 1 Teelöffel reiner Vanilleextrakt
- 1 ½ Teelöffel gemahlener Zimt

Zubereitung:

1. Alle Zutaten in einen Mixer geben und pürieren, bis sie glatt sind.

2. Durch ein Seihtuch abseihen und in ein hohes Glasgefäß füllen und im Kühlschrank aufbewahren.

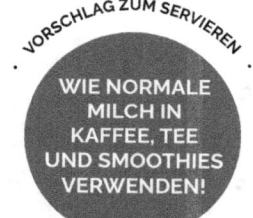

VORSCHLAG ZUM SERVIEREN

WIE NORMALE MILCH IN KAFFEE, TEE UND SMOOTHIES VERWENDEN!

Nährwertangaben:
Kohlenhydrate: 7g
Ballaststoffe: 4g
Netto-Kohlenhydrate: 3g
Eiweiß: 7g
Fett: 16g
Kalorien: 187

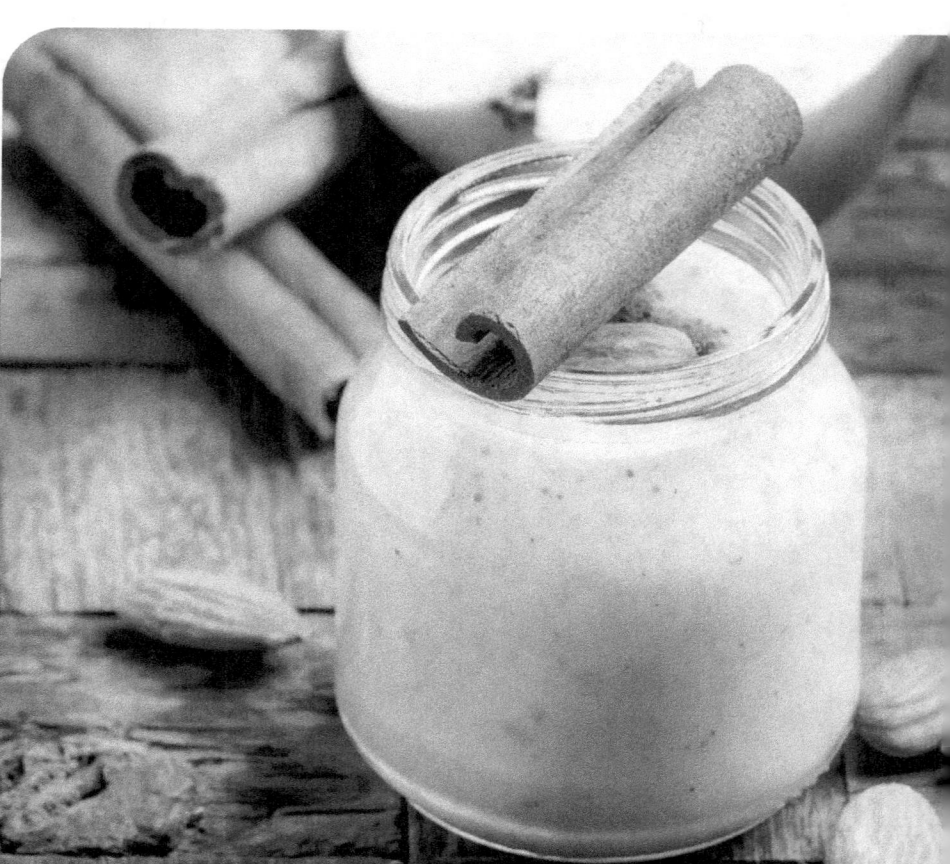

Matcha-Eistee

Vorbereitungszeit: 10 Minuten
Kochzeit: 0 Minuten
Portionen: 2
Schwierigkeitsgrad: 1
Kosten: $

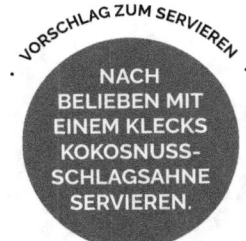

VORSCHLAG ZUM SERVIEREN

NACH BELIEBEN MIT EINEM KLECKS KOKOSNUSS-SCHLAGSAHNE SERVIEREN.

Zutaten:

- 1 Tasse ungesüßte Mandelmilch
- ¼ Tasse ungesüßte Kokosnussmilch (Vollfett)
- 1 Teelöffel Matcha-Pulver
- Kohlenhydratarmer Süßstoff der Wahl
- Eis

Zubereitung:

1. Alle Zutaten ohne das Eis in einen Mixer geben und pürieren, bis sie glatt sind.

2. Auf Eis servieren und sofort genießen.

Nährwertangaben:
Kohlenhydrate: 3g
Ballaststoffe: 1g
Netto-Kohlenhydrate: 2g
Eiweiß: 1g
Fett: 9g
Kalorien: 89

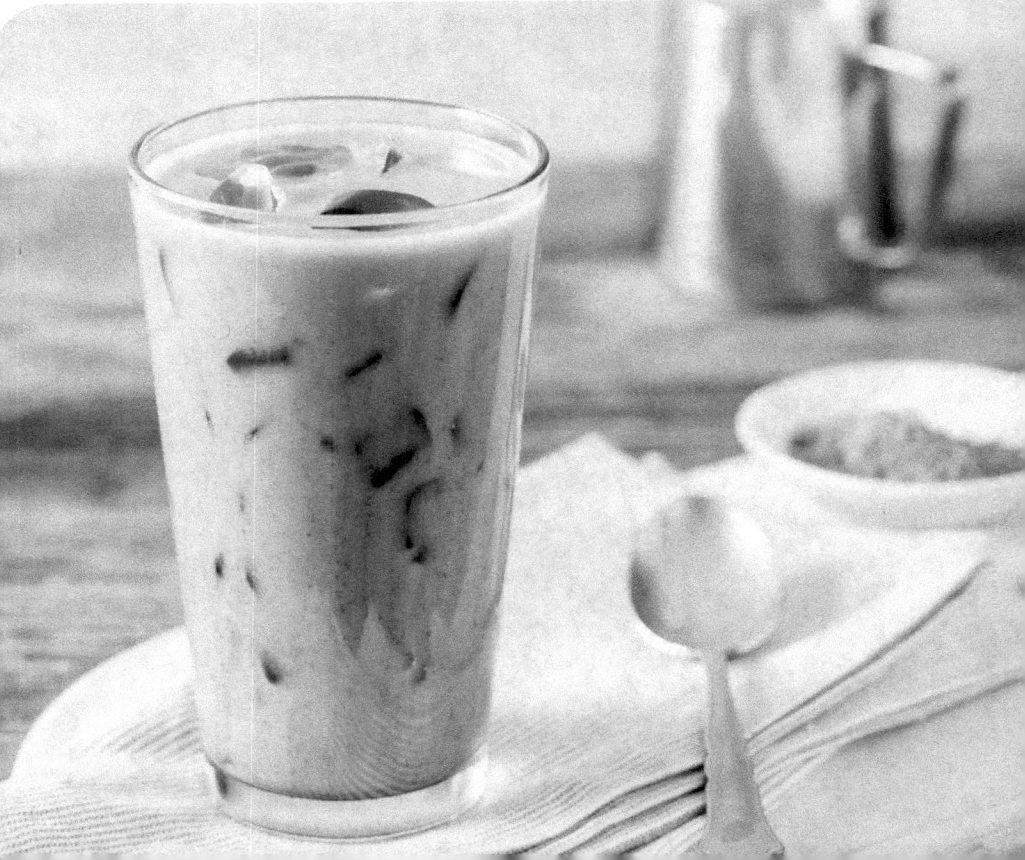

Zitronen-Eistee

Vorbereitungszeit: 10 Minuten
Kochzeit: 0 Minuten
Portionen: 3
Schwierigkeitsgrad: 1
Kosten: $

Zutaten:

- 2 Tassen gebrühter schwarzer Tee, gekühlt
- 2 Esslöffel frisch gepresster Limettensaft
- 3 Tropfen flüssiges Stevia
- Eis

Zubereitung:

1. Alle Zutaten ohne das Eis in einen Mixer geben und 30 Sekunden lang pürieren.

2. In zwei Gläser auf Eis gießen.

3. Viel Spaß!

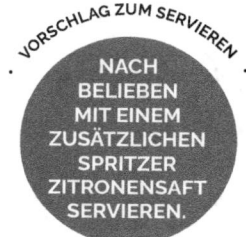

VORSCHLAG ZUM SERVIEREN

NACH BELIEBEN MIT EINEM ZUSÄTZLICHEN SPRITZER ZITRONENSAFT SERVIEREN.

Nährwertangaben:
Kohlenhydrate: 1g
Faser: 0g
Netto-Kohlenhydrate: 1g
Eiweiß: 0g
Fett: 0g
Kalorien: 2

Keto-Kurkuma-Latte

Vorbereitungszeit: 10 Minuten
Kochzeit: 5 Minuten
Portionen: 2
Schwierigkeitsgrad: 1
Kosten: $$

Zutaten:

- 1 Tasse ungesüßte Kokosnussmilch mit vollem Fettgehalt
- 1 Esslöffel Kokosnussöl
- ½ Teelöffel gemahlener Kurkuma
- ½ Teelöffel gemahlener Zimt
- 1 Prise schwarzer Pfeffer
- 3 Tropfen flüssiges Vanille-Stevia (oder die Menge, die eine Portion ausmacht, je nach Flüssigstevia)

Zubereitung:

1. Alle Zutaten bei schwacher Hitze in einen Suppentopf geben und gut verquirlen.

2. Mit dem Schneebesen über der Hitze weiterschlagen, bis die Masse durchgewärmt ist.

3. In zwei Servierbecher füllen und genießen!

VORSCHLAG ZUM SERVIEREN
MIT KOKOSNUSS-SCHLAGSAHNE SERVIEREN UND NACH BELIEBEN MIT ETWAS KURKUMA BESTREUEN.

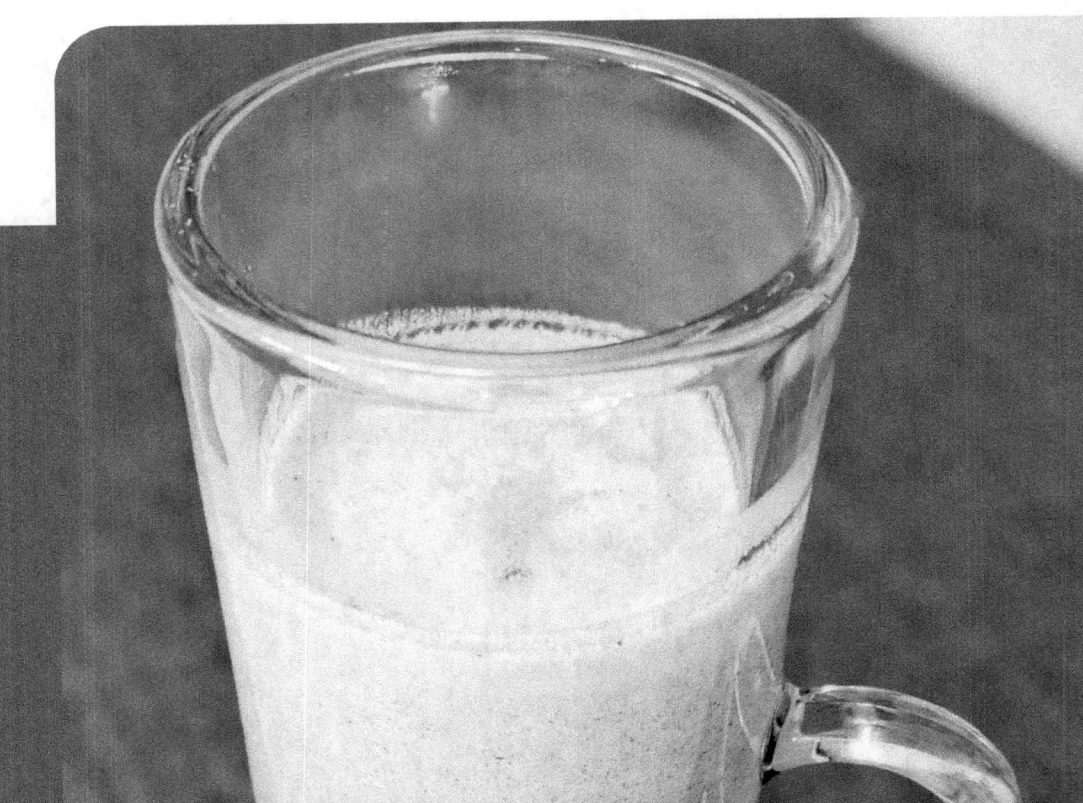

Nährwertangaben:
Kohlenhydrate: 8g
Ballaststoffe: 3g
Netto-Kohlenhydrate: 5g
Eiweiß: 3g
Fett: 36g
Kalorien: 338

Geeister Kurkuma-Ingwer-Tonic

Vorbereitungszeit: 5 Minuten
Kochzeit: 0 Minuten
Portionen: 2
Schwierigkeitsgrad: 1
Kosten: $

Zutaten:

- 1 Tasse gebrühter schwarzer Tee, gekühlt
- ½ Teelöffel gemahlener Kurkuma
- ¼ Teelöffel gemahlener Ingwer
- 3 Tropfen flüssiges Vanille-Stevia (oder die Menge, die eine Portion ausmacht, je nach Flüssigstevia)
- Eis

Zubereitung:

1. Alle Zutaten ohne Eis in einen Shaker geben und gut schütteln.

2. Auf Eis gießen.

3. Viel Spaß!

VORSCHLAG ZUM SERVIEREN

TAUSCHEN SIE DEN INGWER GEGEN ZIMT AUS, WENN SIE DIES BEVORZUGEN.

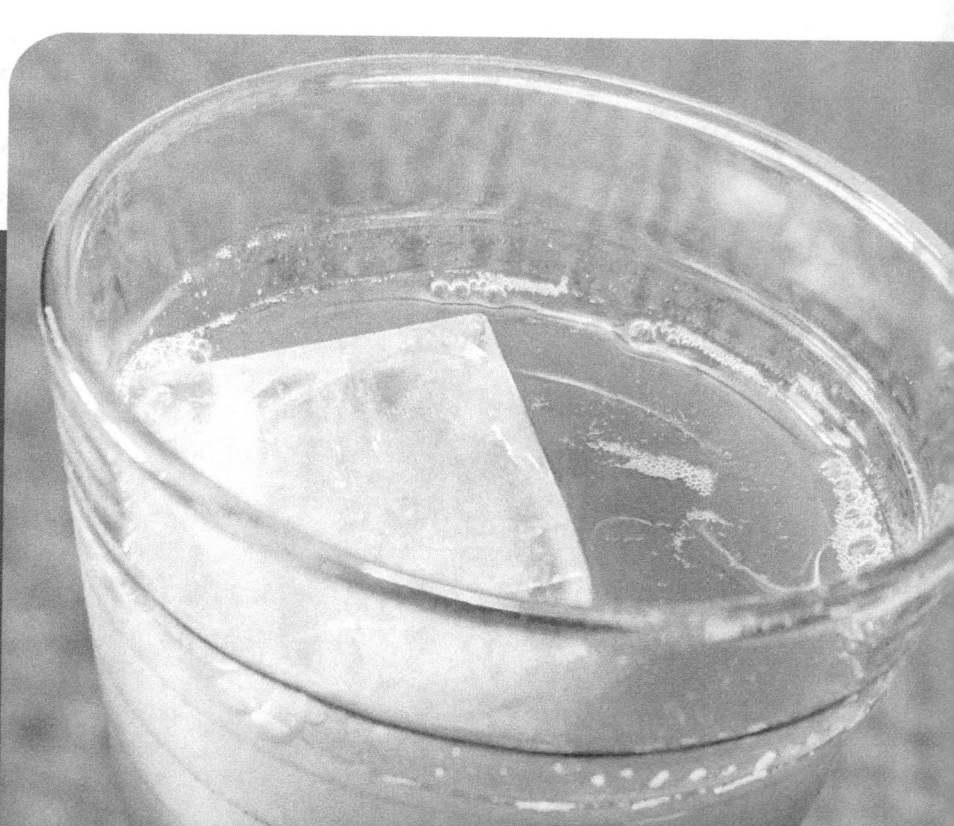

Nährwertangaben:
Kohlenhydrate: 1g
Ballaststoffe: 0g
Netto-Kohlenhydrate: 1g
Eiweiß: 0g
Fett: 0g
Kalorien: 4

Beruhigender Chai-Tee

Vorbereitungszeit: 5 Minuten
Kochzeit: 5 Minuten
Portionen: 2
Schwierigkeitsgrad: 1
Kosten: $

Zutaten:

- 2 Beutel Chai-Tee
- 12 Unzen heißes Wasser
- ½ Tasse ungesüßte Kokosnussmilch mit vollem Fettgehalt
- 3 Tropfen flüssiges Vanille-Stevia (oder die Menge, die eine Portion ausmacht, je nach Flüssigstevia)

Zubereitung:

1. Die Chai-Teebeutel mit dem heißen Wasser in eine große Tasse geben 5 Minuten ziehen lassen.

2. Kokosnussmilch und Stevia in den Becher geben und gut verquirlen.

3. Viel Spaß!

VORSCHLAG ZUM SERVIEREN

VERWENDEN SIE EINEN AUFSCHÄUMER FÜR ZUSÄTZLICHEN SCHAUM!

Nährwertangaben:

Kohlenhydrate: 1g

Ballaststoffe: 0g

Netto-Kohlenhydrate: 1g

Eiweiß: 0g

Fett: 3g

Kalorien: 25

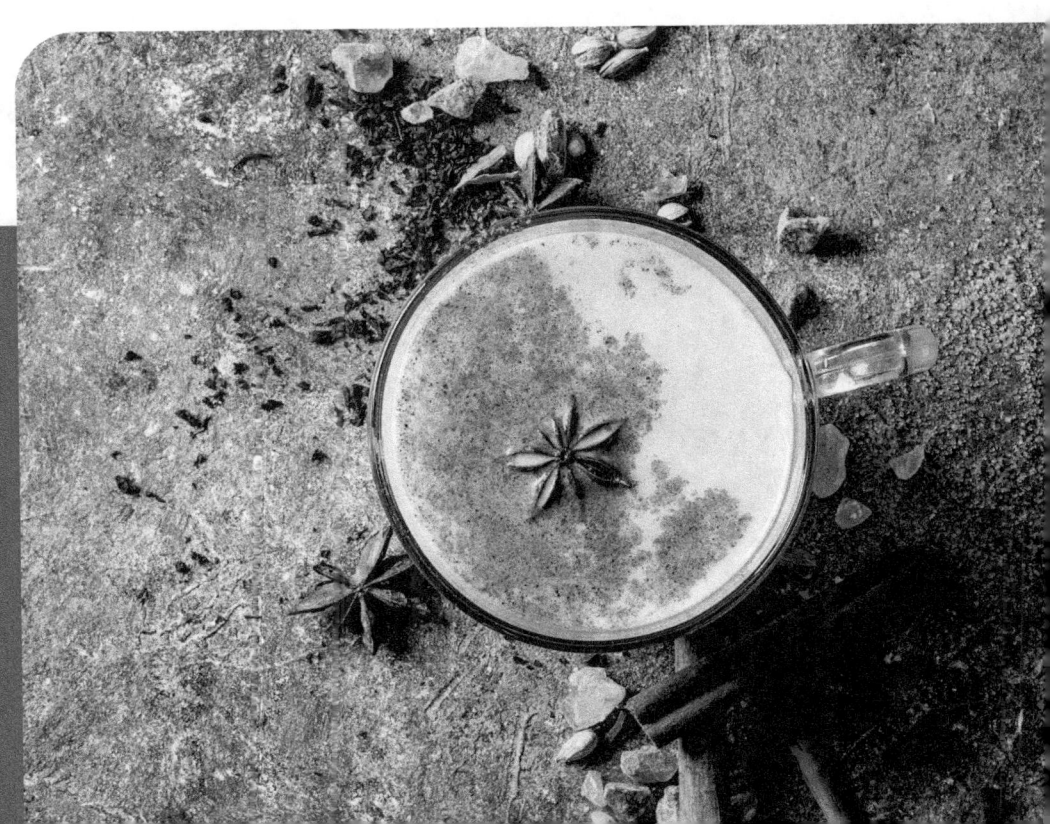

Cremiger Kokosnuss–Chai–Latte

Vorbereitungszeit: 5 Minuten
Kochzeit: 5 Minuten
Portionen: 2
Schwierigkeitsgrad: 1
Kosten: $

Zutaten:

- 1 Chai-Teebeutel
- 8 Unzen heißes Wasser
- 1 Schuss Espresso
- ½ Tasse ungesüßte Kokosnussmilch mit vollem Fettgehalt
- 3 Tropfen flüssiges Vanille-Stevia (oder die Menge, die eine Portion ausmacht, je nach Flüssigstevia)

Zubereitung:

1. Die Chai-Teebeutel mit dem heißen Wasser in eine große Tasse geben. 5 Minuten ziehen lassen.

2. Den Espresso, die Kokosmilch und das Stevia in den Becher geben und gut verquirlen.

3. Viel Spaß!

· VORSCHLAG ZUM SERVIEREN ·

VERWENDEN SIE EINEN AUFSCHÄUMER FÜR ZUSÄTZLICHEN SCHAUM UND SERVIEREN SIE IHN MIT ETWAS GEMAHLENEM ZIMT, FALLS GEWÜNSCHT!

Nährwertangaben:
Kohlenhydrate: 4g
Ballaststoffe: 1g
Netto-Kohlenhydrate: 3g
Eiweiß: 1g
Fett: 14g
Kalorien: 141

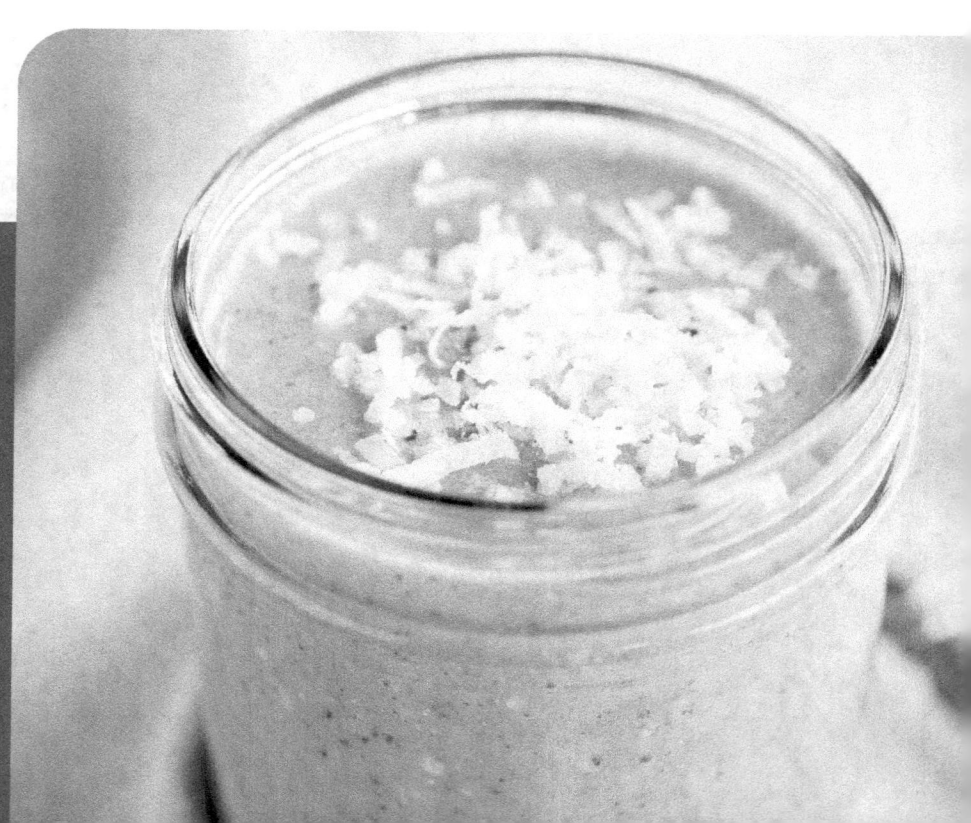

Reinigender Sellerie-Saft

Vorbereitungszeit: 5 Minuten
Kochzeit: 0 Minuten
Portionen: 3
Schwierigkeitsgrad: 1
Kosten: $

Zutaten:

- 1 Bund Staudensellerie
- 1 Strauß Koriander
- 1 Zitrone, in Scheiben geschnitten

Zubereitung:

1. Lassen Sie alle Zutaten gemäß den Anweisungen des Herstellers durch Ihren Entsafter laufen.

2. In einem Glas servieren und sofort genießen!

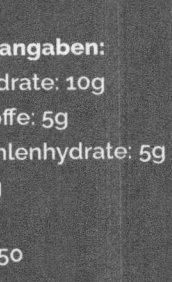

VORSCHLAG ZUM SERVIEREN

AUF WUNSCH MIT EIS SERVIEREN.

Nährwertangaben:
Kohlenhydrate: 10g
Ballaststoffe: 5g
Netto-Kohlenhydrate: 5g
Eiweiß: 2g
Fett: 1g
Kalorien: 50

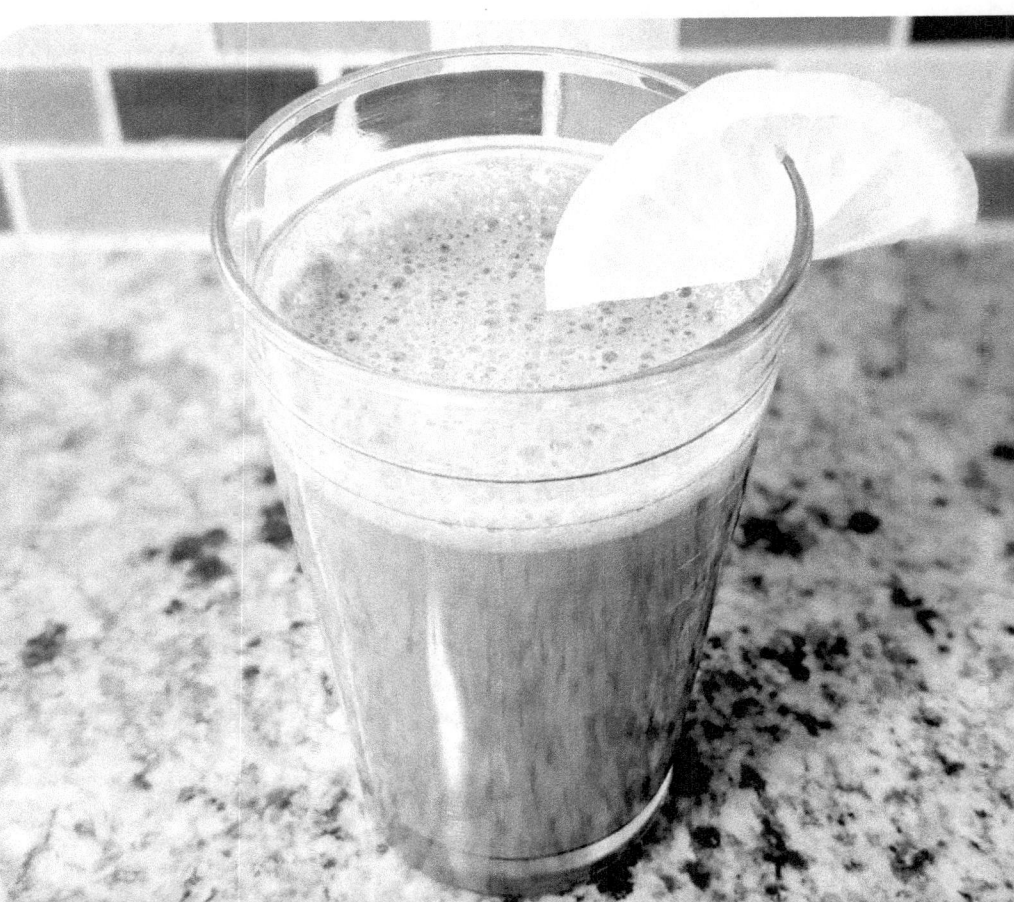

Granatapfel-Limetten-Schorle

Vorbereitungszeit: 5 Minuten
Kochzeit: 0 Minuten
Portionen: 2
Schwierigkeitsgrad: 1
Kosten: $

Zutaten:

- 1 Esslöffel frisch gepresster Limettensaft
- 1 Esslöffel Granatapfelsaft
- 1 Tasse einfaches Sprudelwasser
- 3 Tropfen flüssiges Stevia
- Eis

Zubereitung:

1. Geben Sie zunächst den Limetten- und Granatapfelsaft in zwei Gläser.
2. Sprudelwasser, Stevia und Eis hinzufügen.
3. Viel Spaß!

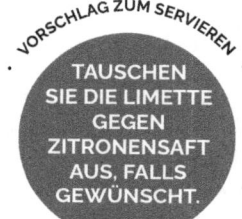

VORSCHLAG ZUM SERVIEREN

TAUSCHEN SIE DIE LIMETTE GEGEN ZITRONENSAFT AUS, FALLS GEWÜNSCHT.

Nährwertangaben:
Kohlenhydrate: 10g
Ballaststoffe: 0g
Netto-Kohlenhydrate: 10g
Eiweiß: 0g
Fett: 0g
Kalorien: 39

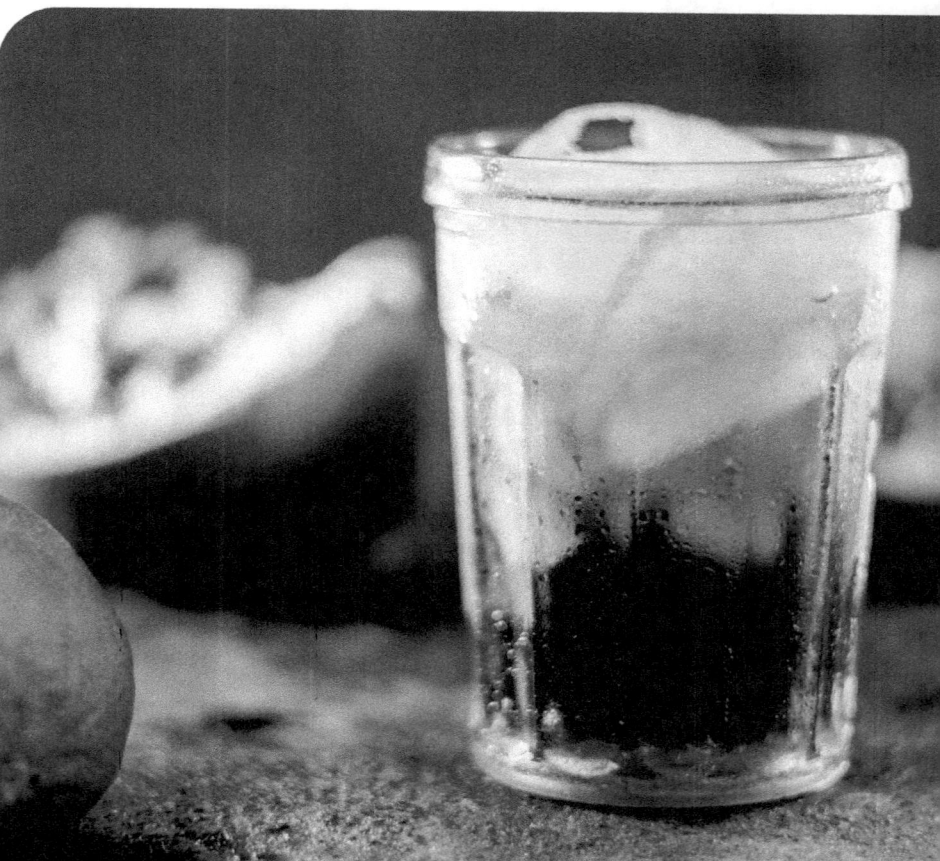

Urlaubs-Pfefferminz-Mokka

Vorbereitungszeit: 5 Minuten
Kochzeit: 5 Minuten
Portionen: 2
Schwierigkeitsgrad: 1
Kosten: $$

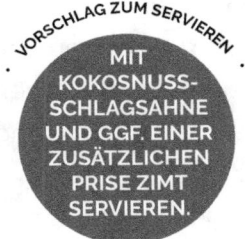

VORSCHLAG ZUM SERVIEREN

MIT KOKOSNUSS-SCHLAGSAHNE UND GGF. EINER ZUSÄTZLICHEN PRISE ZIMT SERVIEREN.

Zutaten:

- 1 Tasse ungesüßte Kokosnussmilch mit vollem Fettgehalt
- 2 Esslöffel ungesüßtes Kakaopulver

- ½ Teelöffel reiner Pfefferminz-Extrakt
- 1 Teelöffel gemahlener Zimt
- 3 Tropfen flüssiges Stevia

Zubereitung:

1. Alle Zutaten in einen Suppentopf geben und bei niedriger Hitze mit einem Schneebesen erwärmen.

2. In zwei Servierbecher füllen und genießen!

Nährwertangaben:
Kohlenhydrate: 18g
Ballaststoffe: 9g
Netto-Kohlenhydrate: 9g
Eiweiß: 7g
Fett: 33g
Kalorien: 329

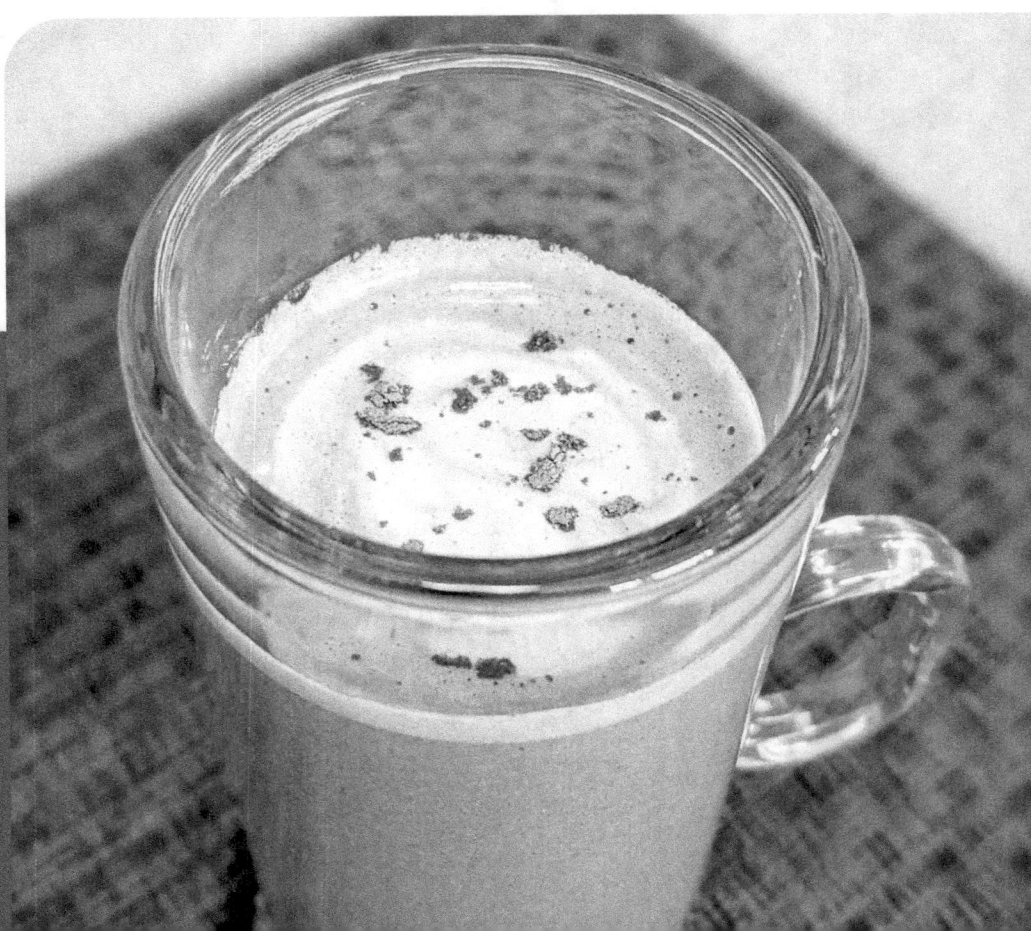